Veröffentlichungen aus der
Forschungsstelle für Theoretische

(Professor Dr. med. Dr. phil. Dr. h. c. H. Schipperges)

der Heidelberger Akademie der Wissenschaften

Supplement zu den Sitzungsberichten der
Mathematisch-naturwissenschaftlichen Klasse
Jahrgang 1995/96

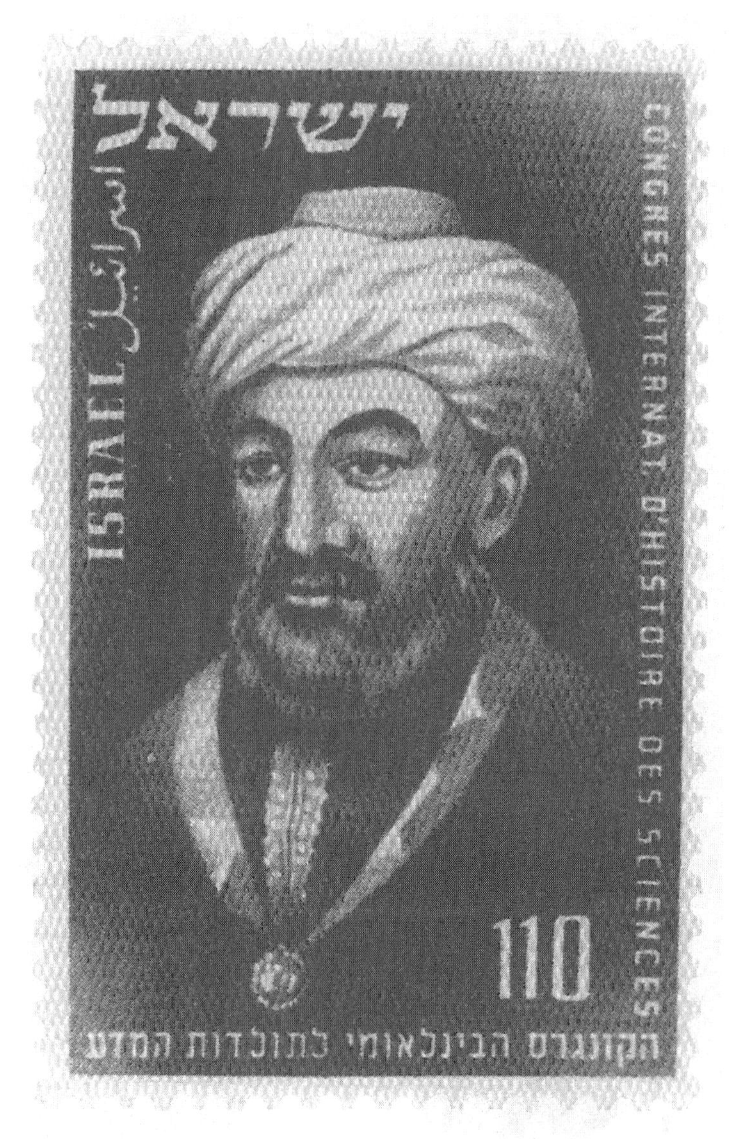

Idealportrait des Maimonides
Israelitische Marke (1953) / Michel-Katalog Nr. 88

H. Schipperges

Krankheit und Gesundheit bei Maimonides

(1138–1204)

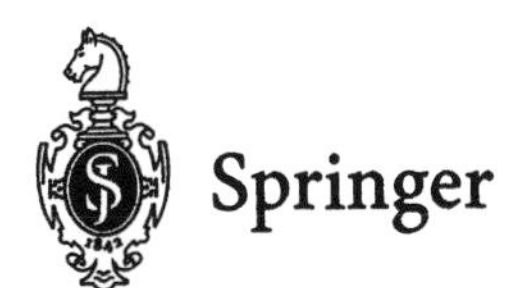

Springer

em. Prof. Dr. Dr. Dr. h. c. Heinrich Schipperges
Institut für Geschichte der Medizin
der Universität Heidelberg
Im Neuenheimer Feld 368
69120 Heidelberg

Die Deutsche Bibliothek - CIP-Einheitsaufnahme

Krankheit und Gesundheit bei Maimonides (1138 - 1204) / H. Schipperges (Hrsg.). - Berlin ; Heidelberg ; New York ; Barcelona ; Budapest ; Hongkong ; London ; Mailand ; Paris ; Santa Clara ; Singapur ; Tokio : Springer, 1996
(Veröffentlichungen aus der Forschungsstelle für Theoretische Pathologie der Heidelberger Akademie der Wissenschaften)
ISBN-13: 978-3-642-80124-2 e-ISBN-13: 978-3-642-80123-5
DOI: 10.1007/978-3-642-80123-5
NE: Schipperges, Heinrich [Hrsg.]

ISBN-13: 978-3-642-80124-2

Softcover reprint of the hardcover 1st edition 1996

Spin: 10530447 20/3143-5 4 3 2 1 0 - Printed on acid-free paper

Zum Geleit

Die „Kommission für Theoretische Pathologie" an der Heidelberger Akademie der Wissenschaften befaßt sich seit zwanzig Jahren mit allgemeinpathologischen, geisteswissenschaftlichen und auch historischen Studien zur Krankheitslehre.

Aus dem historischen Bereich konnten bisher zwei größere Abhandlungen vorgelegt werden:

- „Eine ‚Summa Medicinae' bei Avicenna. Zur Krankheitslehre und Heilkunde bei Ibn Sīnā (980–1037)". Berlin, Heidelberg, New York 1987;
- „Arzt im Purpur. Grundzüge einer Krankheitslehre bei Petrus Hispanus (ca. 1210–1277)". Berlin, Heidelberg, New York 1994.

Dem Verfasser wurde nahegelegt, neben diesen beiden repräsentativen Persönlichkeiten - aus der arabischen wie der lateinischen Scholastik - eine dritte Gestalt aus dem jüdischen Mittelalter zur Darstellung zu bringen, Maimonides nämlich, der bereits zu Lebzeiten den Ehrentitel trug: „Arzt seines Jahrhunderts".

Drei Weltbilder - basierend auf der Aristotelischen Naturphilosophie, überhöht durch die Glaubenselemente von Judentum, Islam und Christentum, gekrönt durch das Genie ihrer Eigenständigkeit - treten damit in Erscheinung, nicht zuletzt auch in den Horizont einer „Theoretischen Pathologie".

Heidelberg, im Herbst 1995 Heinrich Schipperges

Vorwort

„Maimonides wird von Deutschen kaum noch gelesen“, behauptet Friedrich Niewöhner in seinem vielbeachteten Wolfenbütteler Maimonides-Vortrag (1988). In der Tat weisen die Zeugnisse der Sekundärliteratur wie auch die erstaunlichen Bemühungen um eine immer noch ausstehende kritische Gesamtedition eher in den angloamerikanischen Raum. Jedenfalls war das Interesse der Öffentlichkeit an Maimonides um die Mitte des 19. Jahrhunderts weitaus lebhafter, als dies heute der Fall ist.

„Die neueste Zeit“ - schreibt Moritz Steinschneider in Virchows Archiv (1859) - „hat sich viel mit Maimonides beschäftigt.“ Lediglich der „medizinische Schriftsteller Maimonides“ sei dabei schlecht weggekommen und oft genug auch falsch interpretiert worden. In den Hand- und Lehrbüchern der Geschichte der Medizin spielt Maimonides denn auch kaum eine Rolle, wird jedenfalls nicht nach Aussagen von Quellen erster Hand herangezogen.

Als „bedeutendster jüdischer Arzt des muslimischen Kulturkreises in der zweiten Hälfte des 12. Jahrhunderts“ wird Maimonides lediglich von Karl Sudhoff in „Kurzes Handbuch der Geschichte der Medizin“ (Berlin 1922) erwähnt. Der Höhepunkt seines Wirkens liege allerdings nicht auf den Gebieten der Medizin, sondern „auf der theologisch-philosophischen Seite“ (S. 149). Zwar zeige er sich auf der Höhe der zeitgenössischen arabischen Medizin, habe sich auch mit Galen kritisch auseinandergesetzt, biete aber in seiner Heilkunde keine „eigene Zutat“.

In der „Geschichte der Medizin im Überblick“ (Jena 1922) von Theodor Meyer-Steinegg und Karl Sudhoff erscheint Maimonides nur noch als Promotor der Diätetik. Einfluß genommen habe er vor allem „auf die jüdischen Denker, indem er den Aristoteles neben die Propheten stellte“ (S. 159).

Besonders blaß erscheint der große jüdische Arzt im vielgelesenen Lehrbuch der Geschichte der Medizin von Paul Diepgen (Berlin 1949). Ohne jedes Argument vertritt er die Behauptung, Maimonides habe als Arzt „nicht die Originalität, die man ihm vielfach zuschreibt“ (S. 181). Immerhin habe er im islamischen Kulturkreis als Autorität gegolten und „dadurch auch auf das Abendland eingewirkt“.

In seiner ausführlichen „Geschichte der Medizin“ (Köln 1974) erwähnt Charles Lichtenthaeler lediglich, daß Maimonides von den mittelalterlichen Klerikern geschätzt worden sei; habe er doch versucht, die Grundsätze des Glaubens mit der Vernunft in Einklang zu bringen und damit das gleiche Prinzip verfolgt „wie die zeitgenössische christliche Philosophie“ (S. 258).

In der von B. D. Petrow redigierten russischen „Geschichte der Medizin“ (deutsche Übers. Berlin 1957) spielt Maimonides keine Rolle mehr. Nicht erwähnt wird er in der „Kurzen Geschichte der Medizin“ (Stuttgart 1959) von E. H. Ackerknecht, in der „Geschichte der Medizin“ (Berlin, Heidelberg, New York 1975) von E. Fischer-Homberger oder in der „Geschichte der Medizin“ (Berlin 1980), herausgegeben von D. Tutzke.

Während demnach die neueren medizinhistorischen Lehrbücher Maimonides nur noch am Rande erwähnen, spielt er in den älteren Lehr- und Handbüchern eine weitaus größere Rolle. So erwähnt Heinrich Haeser in seinem „Lehrbuch der Geschichte der Medizin“ (Jena 1875) Maimonides als einen der „berühmtesten Männer seiner Zeit“. Noch jetzt gelte er bei seinen Glaubensgenossen als „der Urheber einer neuen Periode der hebräischen Literatur“ (S. 595). Um den israelitischen Kultus habe er sich nicht zuletzt auch durch die Einführung einer besseren Methode der Beschneidung verdient gemacht (S. 597).

Auch in seiner „Geschichte der Medizin“ (Stuttgart 1911) betont Max Neuburger, daß Maimonides sich in seinen medizinischen Werken als „ein höchst gelehrter und erfahrener, vom Mystizismus völlig freier, nüchtern beobachtender Arzt“ erwiesen habe, „welcher in der Therapie das diätetisch-exspektative Verfahren entschieden bevorzugt“ (S. 189).

Vielgenannt, „aber weniger an der Quelle studiert“, beschreibt Julius Pagel in seiner „Einführung in die Geschichte der Medizin“ (Berlin 1898) den jüdischen Arzt Maimonides: „ebenso bedeutend als Mediziner wie als Philosoph und Rabbiner“ (S. 157). Viel zitiert worden sei er namentlich bei den Chirurgen des Mittelalters. „Eine gründliche Studie über ihn als Mediciner unter Benutzung der noch ungedruckten Arbeiten ist ein pium desiderium“ (S. 158). Es ist auch nach hundert Jahren noch ein frommer Wunsch geblieben!

*

Wir haben uns mit vorliegender Studie „Krankheit und Gesundheit bei Maimonides“ zur *Aufgabe gemacht.* Wenn wir dabei von seinen philosophischen und theologischen Abhandlungen ausgehen, ist damit keine systematische Darstellung der metaphischen Voraussetzungen aller Lehren des Maimonides beabsichtigt. Es ist eher die Ansprache aus der Heiligen Schrift und damit eine Lehre zur Vervollkommnung des Lebens, die in allen seinen Werken durchleuchtet und nicht übersehen werden kann. Einer solchen umfassenden Lebenslehre aber dient nicht zuletzt auch die Medizin. Was ausführlicher zu belegen, Motiv und Tendenz vorliegender Studie sein soll!

*

Wir haben uns bei der Wiedergabe der Texte um philologische Exaktheit bemüht, waren aber durchgehend angewiesen auf übersetzte Quellen. Die Werke des Maimonides werden mit Editionen und Übersetzungen angeführt. Ein umfangreiches Literaturverzeichnis soll weiterweisen in alle Bereiche seines so vielschichtigen wie faszinierenden Gesamtwerkes.

Inhalt

Abkürzungsverzeichnis

AA	=	Abhandlung über Asthma (nach Muntner, 1963)
AG	=	Abhandlung über Gifte (nach Muntner, 1966)
AH	=	Abhandlung über Hämorrhoiden (nach Rosner, 1969)
HD	=	Hilchot Depot / Mischne Tora (nach Weiss, 1975)
MA	=	Medizinische Aphorismen (nach Rosner, 1973)
MN	=	More Nevuchim (nach Pines, 1974)
MR	=	Medizinische Responsen (nach Rosner, 1969)
MT	=	Mischne Tora (nach Goodman-Thau, 1994)
RS	=	Regimen Sanitatis (nach Muntner, 1966)
SP	=	Schemona Perakim / Acht Kapitel (nach Weiss, 1975)
Coit	=	De coitu (nach Rosner, 1974)

I. Einführung

1. Vom Geist der Zeit

„Seitdem Du vom Ende der Erde zu mir kamst, von dem Wunsche beseelt, bei mir zu lernen, habe ich Dich hochgeschätzt wegen Deines außerordentlichen Forschungseifers, nicht minder aber wegen Deines lebhaften Verlangens nach der spekulativen Erkenntnis, die ich in Deinen Gedichten bemerkte."

Mit dieser seiner so sehr persönlichen Ansprache widmet Maimonides sein Hauptwerk „Führer der Unschlüssigen" einem seiner Lieblingsschüler, dem Joseph ben Jehuda ibn Aknin, dem er alsdann weiter schreibt:

„Und als Du dann unter meiner Leitung Astronomie und Mathematik studiertest, in der Du schon solche Vorkenntnisse besaßest, welche als Grundlage jeder Wissenschaft unentbehrlich sind, da hatte ich noch mehr Freude an Dir wegen Deines richtigen Urteils und Deiner raschen Auffassung ... Als Du aber bei mir die Logik studiertest, knüpfte ich meine Hoffnung an Dich, und ich erachte Dich als würdig, Dir die Geheimnisse der Prophetie zu offenbaren" (Weiss 1923, 1–2).

Über Mathematik und Logik will Maimonides – im Geiste der Wissenschaft seiner Zeit – seinen Schüler an die Metaphysik heranführen, immer beseelt von dem Bestreben, ihm eine „methodische Aneignung" zu empfehlen, auf daß ihm nun auch selber „die Wahrheit auf systematischem, nicht aber auf zufälligem Wege" kundwerde. Dabei sei in ihm der Entschluß gereift, seinem Lieblingsschüler wie auch seinesgleichen diesen „Führer" zu verfassen, damit die Unschlüssigen, die Schwankenden, die Zweifelnden geleitet würden auf den rechten Weg (Weiss 1923, 3).

Joseph ben Jehuda ibn Aknin, geboren um 1160 in Ceuta, lernte Maimonides im Jahr 1185 in Fusṭāṭ kennen, ging 1187 nach Haleb, wo er in eigener ärztlicher Praxis wirkte. Auch in dieser späten Zeit noch stand er in regem Briefwechsel mit dem Meister.

Die so überaus persönliche Ansprache an den Schüler kommt noch einmal betont zum Ausdruck, wenn Maimonides am Schluß seines Hauptwerkes an Joseph ben Jehuda schreibt: „Das ist es, was ich für wichtig gehalten habe, in dieses Buch zu stellen, und ich hoffe, daß es Deinesgleichen sehr nützlich sein wird."

Mit diesem Angebot kommt nun aber sogleich auch die energische Aufforderung: „Von Dir aber erwarte ich, daß Du mit Gottes Beistand bei aufmerksamer Lektüre alles verstehen wirst, was ich darin aufgenommen habe." Daraus nun der Schluß: „Gott möge uns dessen würdigen, was Er uns verheißen hat. Dann werden sich die Augen der Blinden öffnen und die Ohren der Tauben auftun"

(Jes. 35, 5). Dann wird es wahr werden: „Das Volk, das im Finstern wandelt, sieht ein helles Licht, und denen, die im Lande des Schattens wandeln, ist eine helle Leuchte erstrahlt“ (Jes. 9, 1) (MN III, 54).

*

Eine Widmung dieser Art liegt ganz im Geist jener Zeit, in welcher nicht nur das Verhältnis von Lehrer und Schüler so ungemein persönlich und lebendig war, sondern beide Gelehrte auch, Schüler wie Lehrer, sich als geistreiche Botengänger zwischen Morgenland und dem Abendland erweisen sollten.

2. Jüdische Gelehrte als Botengänger zwischen Ost und West

Die Rolle der jüdischen Ärzte bei der Rezeption der griechisch-arabischen Medizin im Islam wie auch bei der Assimilation der arabischen Kultur im Abendland kann kaum überschätzt werden. Unzählige Werke der Antike wie auch der islamischen Hochkultur sind durch hebräische Handschriften - trotz der muslimischen Inquisition des 11. und 12. Jahrhunderts - gerettet und an die europäischen Schulen tradiert worden. Nicht vergessen sollte man dabei, daß die weitverzweigten Studienreisen der jüdischen Gelehrten auch wirtschaftlichen Charakter trugen wie auch umgekehrt Handelswege immer zu Kulturwegen werden konnten.

Jüdische Arztphilosophen des 11. und 12. Jahrhunderts waren es in erster Linie, die man zu den großen Botengängern zwischen Ost und West rechnen darf. Daß man Bildung in erster Linie auf Reisen gewinne, war ein alter Topos jüdischer Gelehrsamkeit. In seiner „Heilung der Seelen“ schreibt Joseph ben Jehuda, „daß der Studierende sich von seinem Wohnsitz weg nach einem Ort begeben soll, wo die Wissenschaft zu Hause ist“. Zu Wissen und Weisheit aber rechnete immer auch die Heilkunst, wie es in einem Mahngedicht des Gaon Hai (um 1000) heißt: „Lerne Weisheit, und wenn sie dir unbegreiflich ist, so lerne wenigstens die Rechenkunst, und lies medizinische Bücher!“

Als einer der repräsentativen Botengänger zwischen Ost und West kann auch Maimonides gelten. „Pfleget euren Körper“, so betont er, „denn die Gesundheit des Leibes ist eine Vorbedingung für die Gesundheit der Seele. Sie ist gleichsam der natürliche Schlüssel für die Pforten der Vollkommenheit.“ Wichtig sei nur, daß man das Ziel nicht aus den Augen verliere, wenn man schon einmal den Weg unter die Füße genommen habe.

Was daraus für den Schüler resultiert, ist eine besondere Lebenskultur des Gebildeten. Maimonides hat sich über diesen so eigenen Lebensstil eines jungen Gelehrten in aller Breite ausgesprochen: „Man erkenne den Gelehrten schon an der Art seines Essens und Trinkens, seines Redens und seines Gehens, seiner Kleidung und seines sonstigen Gehabes. Alles, was er auch tut, soll besonders schön und vollkommen sein. Er esse nicht, um sich den Bauch zu füllen, sei auch nicht erpicht auf Leckerbissen, sondern verzehrte nur so viel, wie er zum Lebensunterhalt braucht.“

Das Lesen der wissenschaftlichen Texte aber soll man nach alter jüdischer – und auch arabischer – Tradition bei einem alten Meister üben. In seiner „Mischne Tora" betont Maimonides: „Bei einem Lehrer, der nicht selber auf guten Wegen geht, lerne man nicht, auch wenn er ein noch so großer Gelehrter ist und das Volk ihn nötig hat. Wenn der Lehrer aber einem Engel Gottes gleicht, dann suche man Belehrung aus seinem Munde."

Die Lebensreife des gebildeten Meisters, sie strahlt nach Maimonides nach allen Seiten aus und schafft die wahrhaft wissenschaftliche Atmosphäre, die wir auch an den Meistern der arabischen und lateinischen Scholastik so sehr bewundern. „Lernt in der Jugend", schreibt Maimonides weiter, „denn da ist das Gedächtnis noch stark. Wenn ihr auf eine schwierige Stelle stoßt, so schreibt diese Schwierigkeit eurer Kurzsichtigkeit zu. Liebet die Wahrheit; denn sie ist die Zierde der Seele!"

*

Juden und Christen zählten – wie die Muslime – nicht von ungefähr zum „Volk des Buches" (ahl al-kitāb). Sie beriefen sich auf das gleiche Offenbarungsbuch; sie verehrten gleiche heilige Stätten. Vor allem in den islamischen Ländern war das Judentum fest in das Sozialgefüge integriert. Handel und Gewerbe wurden zwischen Ost und West ebenso vermittelt wie Wissenschaften und Künste.

Seit dem 11. Jahrhundert erst hatte sich das Schwergewicht der jüdischen Kultur aus dem orientalischen Bereich nach Nordafrika und Südspanien verlagert. Nach und nach übernahmen jüdische Gelehrte auch die arabische Sprache, so daß es zu einer kulturellen Symbiose kommen konnte. Hierdurch erklärt sich auch die Brückenfunktion zwischen den Kulturkreisen, wie sie noch ihren Ausdruck fand in den Übersetzerschulen von Toledo oder Sizilien und Südfrankreich.

Unter den Zeitgenossen des Maimonides finden wir nicht von ungefähr zahlreiche herausragende Gelehrtenköpfe, so Abraham ben Meir ben Ezra (1089–1167) aus Toledo, der später in Beziehungen zur Akademie von Béziers trat, ferner Benjamin von Tudela, bekannt durch seine Reiseschilderungen aus dem Osten wie dem Westen, weiterhin Moses Sephardi (1062–1110), der nach seiner Taufe als Petrus Alphonsi an die englischen Schulen ging und Leibarzt Heinrichs I. wurde. Unter den großen Übersetzern im südafrikanischen Raum ragt Shemtob ben Isaac (1190–1267) aus Tortosa hervor, der neben Rhazes und Abulcasis auch Averroës-Kommentare zu Aristoteles übersetzt hat.

Aber diese so weitgefaßte geistige Rezeptionsbewegung, sie konnte nicht ungestört über die Bühne gehen; sie war oft genug peinlich getrübt durch politische Wirren und Unruhen. So hatte Anfang des 12. Jahrhunderts ʿAbdallāh ibn Tumart, ein Schüler des Al-Ġazzālī, in Nordafrika die Sekte der Almohaden gegründet. Diese predigte den Haß auf das üppige Wohlleben und forderte die Rückkehr zu einfachen Sitten. Attackiert wurde vor allem die Verfeinerung des Lebensstils durch Künste und Wissenschaften.

Um die Mitte des 12. Jahrhunderts hatten die Almohaden Marokko und Andalusien erobert; 1148 fiel Cordoba in die Hände der Fundamentalisten. Damit aber war auch das Schicksal der jüdischen Gemeinde besiegelt; sie hatten nur die Wahl zwischen der Annahme des Islam, dem Tod oder der Auswanderung. Die jüdischen Lehrhäuser wurden geschlossen; ihre Leiter begaben sich ins Exil, unter ihnen auch Rabbi Maimun, der Vater unseres Maimonides.

3. Gliederung des Themas

Auf den Umwegen über die Botengänger zwischen Ost und West - darin eingeschlossen eine Skizze über den Geist der Zeit - sind wir nunmehr angekommen bei unserem Thema. Ausgehend von Leben und Werk richten wir unser Interesse vor allem auf die medizinischen Schriften, wobei als Voraussetzung gelten muß, daß sie nicht ohne den kosmologischen wie auch anthropologischen Hintergrund dieses Weltbildes zu verstehen sein werden. In der gelungenen Synopsis von Welt und Mensch ist zurecht die eigentliche schöpferische Leistung des Maimonides gesehen worden.

Maimonides gilt daher auch nicht von ungefähr als einer der großen geistigen Synthetiker des 12. und 13. Jahrhunderts, in denen sich die Angleichung des griechischen Denkens an den Monotheismus semitischer Ausprägung vollzog. Hierbei mußten die großartigen Bilder der Schöpfungsgeschichte mit einer wissenschaftlich fundierten Struktur des Kosmos in Einklang gebracht werden. „Kosmos“ wurde so bei Maimonides „Bild der Ordnung“, Symbol eines in sich geordneten Weltzusammenhangs. Hier geht es nicht um astronomische Systeme, die natürlich längst überholt sind, sondern um eine Schau: Welt-Anschauung!

Vor dem Hintergrund einer solchen Weltanschauung erst lassen sich die Grundzüge einer Krankheitslehre wie auch die Prinzipien der Therapeutik verstehen. Allgemeine und Spezielle Pathologie erscheinen in einer überraschenden Ausführlichkeit; die therapeutischen Grundmuster kommen in aller Breite zur Darstellung und führen zur Ordnung eines durchstilisierten Alltags. Als „Alltag“ aber repräsentiert sich in allen Traktaten die konkrete islamische Welt des 12. Jahrhunderts.

Wenn Maimonides für seine Kommentare die arabische Sprache wählte, dann wollte er damit eben nicht nur die rabbinischen Gelehrten ansprechen, sondern das gesamte jüdische Volk im islamischen Kulturbereich. Das bedeutet vielleicht eine „Demokratisierung des esoterischen Wissens“ (Stemberger 1986), deutet aber mehr noch darauf hin, daß dem gebildeten Menschen ein Mindestmaß des heilsnotwendigen Wissens einfach zur Verfügung stehen sollte wie andererseits auch nie verzichtet worden ist auf das konkrete Wissen in der Heilkunde. „Die Medizin“, schreibt Maimonides, „leistet sehr große Dienste zur Aneignung der Tugenden und der Gotteserkenntnis wie auch zur Erlangung der wahren Glückseligkeit. Das Studium der Medizin ist daher eine der vorzüglichsten gottesdienstlichen Tätigkeiten.“

Es war aus diesen Gründen auch nicht zu umgehen, das besondere Verhältnis von Gesundheit und Tugend wenigstens in einem Exkurs anzusprechen und einzugliedern. Dies ist ja das Faszinierende am Gesamtwerk des Maimonides - den seine Zeitgenossen schon preisen konnten als „Arzt seines Jahrhunderts“ –, daß alle Aspekte des gesunden wie kranken Lebens zur Sprache kommen und eingebunden beiben in einer alles umschließenden „Lehre vom Heil“.

Die Krankheitslehre des Maimonides wird uns dabei als ein exemplarisches Vehikel dienen für die Darstellung einer umfassenden Heilkunde: als Krankenbehandlung und Lebenskunde und Heilslehre.

II. Leben und Werk

1. Biographischer Aufriß

Abū ʻAmrān Mūsā b. ʻUbaidallāh b. Ma'mūn al-Qurṭubī wurde im Jahre 1138 (nicht 1135) in Cordoba geboren. Dem Schluß seines Mischne-Kommentars hat Maimonides angefügt: „Ich, Mose, Sohn des Rabbi Maimon, begann diesen Kommentar zu verfassen, als ich dreiundzwanzig Jahre alt war, und ich vollendete ihn in Ägypten als Dreißigjähriger, das heißt im Jahre 1479 der seleukidischen Zeitrechnung." Dieses Datum entspricht dem Jahre 1138, womit abermals bestätigt ist, daß Maimonides 1138, nicht 1135, geboren wurde (Stemberger 1986, 196), was auch Sh. D. Goitein bereits 1980 nachweisen können.

Maimonides - nach den Anfangsbuchstaben des hebräischen Namens „Rabbi Moses ben Maimon" auch RAMBAM genannt - entstammt einer angesehenen andalusischen Gelehrtenfamilie. Sein Name „Maimon" bedeutet soviel wie „der Gesegnete" (Benedictus, Felix, Baruch). „Rabbi" heißt wörtlich: „mein Lehrer, mein Meister" und bezeichnet keinen Beruf, sondern eher einen Lebensstil.

Sein Vater, Maimon ben Joseph, wirkte um die Mitte des 12. Jahrhunderts im Rabbinats-Kollegium zu Cordoba zusammen mit Joseph ben Zaddik, dem Verfasser des berühmten „Mikrokosmos" (Olam Katon). In inniger Freundschaft wirkte er zusammen mit Moses ben Esra und Jehuda Hallevi. Maimonides selbst unterzeichnete vielfach mit „Mosheh ha-sefardi" = „Moses, der Spanier" (auf arabisch: al-andalusī,); seiner Heimat Cordoba blieb er zeitlebens verbunden.

Cordoba war um die Mitte des 12. Jahrhunderts ein angesehenes und repräsentatives Gelehrtenzentrum. Juden, Muslims und Christen lebten und wirkten in vorbildlicher Toleranz. Ein Drittel der Bevölkerung feierte am Freitag, eines am Samstag, ein Drittel am Sonntag.

Der Kalif Al-Mansūr hatte in Cordoba eine Bibliothek eingerichtet, die mit etwa 400 000 Büchern als die reichste der Welt galt. Cordoba besaß eine florierende Hochschule mit rund 3 000 Studenten. Weitverzweigte Wasserleitungen verwandelten die Stadt in blühende Gärten. Cordoba galt als eine Stadt, deren Luft - nach einem treffenden Ausdruck des Talmud - „gleichsam schon weise" macht.

Anm.: Die Quellen zur Biographie fließen uneinheitlich und sind aus mehreren Datierungen zu rekonstruieren. Herangezogen wurden:

- Ibn abī Uṣaibi'a (1203–1270) mit seinen „Quellen der Belehrung über die verschiedenen Klassen der Ärzte" und
- Ibn al-Qifṭī (1172–1248) mit seiner „Geschichte der Ärzte" (um 1230), ferner: Aufzeichnungen des Joseph ben Jehuda über seinen Lehrer Maimonides sowie Notizen aus eigenen Schriften und Briefen.

In ihrer vollendeten Harmonie zwischen Natur und Kultur konnte sie zur „Perle Andalusiens“ werden.

In dieser Stadt fand Maimonides seine geistige Heimat. 22 Jahre nach Verlassen des Landes konnte er noch schreiben: „bei uns in Andalusien“! Unter der Herrschaft der fundamentalistischen Almohaden (= Bekenner der Gotteseinheit) mußte die Familie 1148 emigrieren, zunächst nach dem benachbarten Almeria. Vermutlich war Maimonides bereits in Cordoba ein Schüler von Ibn Rušd, dem berühmten Averroës der lateinischen Scholastik, gewesen; jetzt bildete er sich weiter bei ihm in Almeria, sehr wahrscheinlich auch auf Gebieten der theoretischen Medizin. Um das Jahr 1160 mußte die Familie weiter nach Fez (Marokko) fliehen, wo Maimonides Schüler von Ibn Tufail wurde.

Auf seiner Flucht durch Spanien hatte er bereits seinen Mischne-Kommentar begonnen; 1160 - kaum 22 Jahre alt - weilt er heimatlos in Fez. Eine Jugend in bleibender Unruhe bleibt ihm in Erinnerung: „Seit wir in die Verbannung gegangen sind, hörten die Verfolgungen nicht auf. Seit meiner Jugend, vom Mutterleib an, kenne ich die Bedrückung“ (Heschel, 41). Gleichwohl kam bereits in der Verbannung seine erste wissenschaftliche Abhandlung, ein Beitrag zur logischen Terminologie (Millot Hagigajon), zur Niederschrift.

Die Wanderjahre in Nordafrika (von 1160 bis 1165 in Fez) und über Palästina (Akko, Hebron, Jerusalem) endeten glücklich mit einer erneuten und bald schon bleibenden Niederlassung in Fusṭāṭ bei Kairo. Es waren schwere Jahre, wie Maimonides in seinem Mischne-Kommentar (1168) bekennt: „Die Bürde, die ich auf mich nahm, war keineswegs leicht. Daß auch das Ziel, das ich mir setzte, nicht nahelag, wird jeder einsehen, der ein gerechtes Urteilsvermögen und einen angemessenen Verstand besitzt. Mein Herz war beschwert durch die Nöte der Zeit, durch das von Gott über uns verhängte Schicksal der Verbannung, durch die ständige Ausweisung und Wanderschaft von einem Ende der Welt zum anderen. Aber vielleicht ist dieses Los eine Gnade; denn Verbannung sühnt die Sünde“ (Heschel, 82).

In Fusṭāṭ widmet sich Maimonides zunächst mit seinem Bruder David (um 1165) einem Handelsunternehmen, das - vorübergehend auch in Alexandria - etwa zwei Jahre florierte. Zugleich wurde er um 1167 Leiter einer Talmud-Schule und damit Oberrichter (Nagid) der ägyptischen Judengemeinde. Für das äußere Einkommen der Familie aber kam nach dem Tode des Vaters in erster Linie sein jüngerer Bruder David auf, der bald schon einen ergiebigen Edelstein-Handel aufgebaut hatte.

Nur wenige Jahre nach der Niederlassung in Ägypten (1169) ertrank der Bruder auf einer Handelsreise im Indischen Ozean, wobei ein großer Teil des Familienvermögens verlorenging. Den Heimgang seines Bruders hat Maimonides als das größte Unglück bezeichnet, das ihn treffen konnte, als das Schwerste, was ihm je im Leben geschehen: „Er ging im Indischen Meer unter und mit ihm mein, sein und anderer reicher Besitz.“ Ihm blieben seine Witwe und eine kleine Tochter. Ein Jahr lag er in böser Krankheit darnieder, „und beinahe wäre ich verloren gewesen“. So in einem Schreiben an Dajjan Jefet ben Elijahu, und weiter: „Er führte die Geschäfte; ich konnte sorglos leben und wirken ... Nun ist alle

Freude gewichen ... Gäbe es nicht die Wissenschaft, bei der ich meinen Jammer vergessen kann, so wäre ich in meinem Elend verloren gewesen."

Um seine Angehörigen, darunter die Witwe und die Tochter des Bruders, zu versorgen, mußte Maimonides sich nach einer Erwerbsmöglichkeit umsehen. Es ist anzunehmen, daß er sich um diese Zeit mehr und mehr der ärztlichen Praxis gewidmet hat. Damit erlebte er auf der Höhe seines Lebens eine letzte Wandlung: von der Metaphysik nämlich zur Medizin, von der Kontemplation zur Praxis.

Wege zur Medizin

Erste medizinische Kenntnisse dürfte Maimonides in Cordoba erworben haben, wo er mit Ibn Rušd in Verbindung stand. Nach seiner Vertreibung soll er in Almeria auch die Bekanntschaft des Arztes Jona ibn Biklarisch gemacht haben. Systematische Kenntnisse in der Medizin erwarb er in Fez, wo er u.a. mit dem Sohn des berühmten Abū Merwan ibn Zuhr (Avenzoar) bekannt wurde.

Gleichwohl kann von einem ärztlichen Curriculum keine Rede sein. Der Arzt Maimonides blieb zeitlebens Autodidakt, dies allerdings in einem beträchtlichen Ausmaße, wie sein „opus medicum" ausweist. Maimonides beherrschte die klassische Theorie der Medizin. Er kannte das Werk des Galen umfassend, weniger hingegen das Corpus Hippocraticum. Die Übersetzungen des Ḥunain ibn Isḥāq waren ihm geläufig, ebenso die Schriften arabischer Ärzte wie Al-Fārābī, ar-Rāzī, Ibn Sīnā, Ibn Ridwān oder Ibn Zuhr. Um das Jahr 1170 könnte Maimonides demnach mit der Ausübung ärztlicher Praxis begonnen haben. Krankenhaus-Dienste wird er nie geleistet haben; auch hat er nicht am medizinischen Unterricht teilgenommen.

Gleichwohl kann man von Schülern und von Kollegen sprechen, die ihn besuchten und die von ihm lernten. Ebenso sind seine medizinischen Traktate voll von Anweisungen an seine Schüler. „Wisse, daß die Medizin jederzeit und an allen Orten eine wichtige Wissenschaft ist, nicht nur während der Krankheit, sondern auch während der Gesundheit" (AA, 13). So in seiner Abhandlung über das Asthma, wo es weiter heißt: Nur Narren würden glauben, daß sie den Arzt nur zur Zeit der Krankheit brauchten und nicht auch zu anderer Zeit und im Grunde in jeder Lebenslage.

„Die Kunst der Medizin ist ein unendliches Gebiet (schreibt er an seinen Schüler Joseph ben Jehuda); besonders schwer aber hat es der, der Gott fürchtet, die Wahrheit liebt und keinen zweifelhaften, unbegründeten Ausspruch tun will." Die Beschäftigung eines jeden Gelehrten mit dem Medizinstudium war für ihn geradezu selbstverständlich, da dieses den Menschen demütig, gottesfürchtig und sozial gesinnt macht (SP, 8).

In Fusṭāṭ heiratet Maimonides eine Schwester des Abū-l'Malī, eines Geheimschreibers der Frau des Sultans Saladin. Dieser Heirat hat der jüdische Arzt vermutlich die nähere Verbindung zum Hofe zu verdanken. Seine Klientel bestand denn auch durchweg aus vornehmen Familien und aus Kreisen des Hofes. Vom Jahre 1185 ab erscheint er als Leibarzt des Wezirs Al-Afḍāl Nūr-ad-Dīn.

Daneben hatte Maimonides als geistliches Oberhaupt der jüdischen Gemeinde (Nagid) Rabbiner und Vorbeter einzusetzen, geistliche Anordnungen zu treffen, rituelle Entscheidungen zu fällen und richterliche Befugnisse auszuüben. Dieses sein Amt als Nagid freilich wollte er nie zum Broterwerb ausgeübt wissen: „Mache die Lehre der Tora", so in Mischne Abot IV, 7, „nicht zur Krone, um dich groß zu machen, und nicht zur Schaufel, mit der du Geld scheffelst!"

Im späteren Alter ging Maimonides eine zweite Ehe ein; 1186 wurde sein einziger Sohn, Abraham, geboren, der sich ebenfalls als Arzt und rabbinischer Gelehrter einen Namen machte. Rabbi Abraham (1186–1237) arbeitete als Arzt im Nasīrī-Krankenhaus zu Kairo mit dem berühmt gewordenen arabischen Arzt und Medizinhistoriker Ibn abī Uṣaibi'a zusammen. Von seinen Enkeln werden erwähnt David (1212–1300) und Obadiah (1228–1265).

Ärztlicher Alltag

Maimonides stand zunächst als Leibarzt im Dienste des 'Abd ar-Rahīm b. 'Alī al-Baisanī, eines Wezirs des Sultans Saladin. Ob er auch Leibarzt bei Saladin selbst war, ist historisch nicht nachzuweisen. Hingegen wirkte er längere Zeit als Hofarzt bei Saladins ältestem Sohn und Nachfolger, bei Al-Afḍāl Nūr ad-Dīn.

In einem Schreiben aus dem Jahre 1189 bezeichnet sich Maimonides selbst als „Arzt der vornehmsten Gesellschaft". Über seine vielfältigen Funktionen berichtet er 1199 in einem Brief an Samuel ben Tibbon, in welchem es – wörtlich – heißt: „Du erwähnst in Deinem letzten Schreiben, Du wolltest zu mir kommen. So komm denn, Gesegneter Gottes, gesegnet vor all denjenigen, die zu mir kommen wollen. Ich freue mich herzlich darauf, verlange sehnlichst nach Deiner Gesellschaft und habe den großen Wunsch, Dein Angesicht zu schauen, wohl mehr, als Du Dich auf mich freust, obwohl es mir hart ist, Dich der Gefahr der Seereise ausgesetzt zu wissen. Ich muß Dir aber meinen Rat kundtun, daß Du Dich in die Gefahr nicht begeben sollst – denn durch Deinen Besuch bei mir würdest Du nicht mehr erreichen, als mich zu sehen und was sonst, nach meinem Vermögen, Dir zukommen könnte. Aber einen gelehrten Gewinn, oder mich auch nur eine Stunde tags oder nachts allein anzutreffen, kannst Du nicht erwarten. Denn mein Tagewerk ist so, wie ich es Dir jetzt berichten will:

Ich wohne in Fusṭāṭ, der König wohnt in Kairo, die Entfernung zwischen den beiden Orten beträgt zwei Sabbatstrecken. Mein Dienst beim König ist sehr schwierig; ich muß ihn täglich morgens besuchen. Fühlt er sich schwach, oder ist eines seiner Kinder oder eine seiner Frauen krank, so kann ich Kairo nicht verlassen und bleibe den größten Teil des Tages über im Palaste. Auch kommt es nie vor, daß nicht einer oder zwei Beamte krank sind, mit deren Heilung ich mich beschäftigen muß. Alles in allem: Ich gehe täglich am frühen Morgen nach Kairo, und wenn mich dort nichts aufhält und kein Fall vorliegt, kehre ich nachmittags nach Fusṭāṭ zurück; früher komme ich nie an. Ich habe Hunger, finde aber alle Hallen voll von Menschen, Nichtjuden und Juden, angesehenen und einfachen Leuten, Richtern und Beamten, Freunden und Feinden – eine Menge

Menschen also, die die Stunde meiner Rückkehr wissen. Ich steige vom Tier ab, wasche meine Hände und gehe zu den Leuten hinaus und bitte sehr um ihre Freundlichkeit, auf mich zu warten, damit ich eine Kleinigkeit essen kann, was doch nur einmal am Tage geschieht.

Dann komme ich, um sie zu heilen, ihnen Arzneien zu verschreiben und Heilungen ihrer Leiden anzuordnen. Das Kommen und Gehen dauert bis in die Nacht hinein, manchmal - bei der Wahrheit der Tora! - bespreche ich mich mit ihnen bis ans Ende der zweiten Morgenstunde oder länger noch, gebe ihnen Anordnungen und rede ihnen zu. Ich muß mich vor Müdigkeit auf den Rücken legen, und mit Eintritt der Nacht kann ich vor äußerster Schwäche nicht mehr reden. Kurz und gut, es kann kein Mensch mit mir sprechen oder mich allein antreffen, außer am Sabbat. An diesem Tage kommt nach dem Gebet die ganze Gemeinde oder ein großer Teil zu mir. Ich leite die Gemeinschaft an und sage, was sie die Woche über tun sollen. Man lernt ein wenig, bis Mittag, dann gehn sie fort. Ein Teil kommt wieder, und nach dem Nachmittagsgebete lernt man nochmals bis zur Stunde des Abendgebetes.

Das ist mein Tagewerk!"

Im Schreiben an Joseph ben Jehuda (1191) betont Maimonides aber auch, wie wichtig ihm gerade die Visite der Kranken sei und daß er die Reste des Tages und der Nacht dazu benutze, jene medizinischen Bücher zu studieren, die er für seine Praxis als notwendig erachte (Weiss 1975, 122).

Letzte Lebensjahre

Dies wird sein Tagewerk geblieben sein bis ins höhere Alter. Einem Freunde weiß er aus der Fremde zu schreiben: „Wie herrlich müßte es doch sein, in Frieden zu leben, im Frieden eines stillen Landhauses über das menschliche Schicksal nachzudenken, über den Weg, der hinführt zu Gott. Leben, ohne daß der Feind auflauert und mit Vernichtung droht, ja, das wäre ein glückliches Leben, ein Leben, wahrhaft eines Weisen würdig!"

Über seine wachsende Belastung berichtet er seinen Freunden in Lunel (1202): „Auf mein Wirken könnt ihr euch nicht mehr verlassen. Ich vermag nicht mehr aus- und einzugehen. Ich bin alt und matt, nicht an der Last der Jahre, sondern wegen meines leidenden Körpers. Der Herr verleihe euch seinen Beistand und erhalte euch zum Segen und zum Ruhm in der Welt!" (Heschel, 271).

Und noch einmal - an die „Weisen von Lunel" --: „Das Joch der Kranken lastet schwer auf meinem Hals. Indem sie Heilung bei mir suchen, haben sie meine Kraft aufgerieben. Sie ließen mir keine freie Stunde, weder bei Tag noch bei Nacht." Und wenig später. „Meine Kraft ist erschüttert, mein Herz krank, meine Sinne getrübt, meine Zunge schwer, und meine Hände zittern vor Schwäche. Es fällt mir sogar schwer, einen kurzen Brief zu schreiben" (Heschel, 259).

Seinem Sohne Abraham schreibt er um die gleiche Zeit, und es klingt wie ein Testament: „Meine Lehrmeister waren die Tage, mein Führer die Erfahrung, mein Zuchtmeister die Zeit. Nun, da ich das Ende meiner Tage herannahen fühle, empfinde ich es als meine Pflicht, meinen Kindern den Weg zu Gott zu zeigen: Pfleget euren Körper, denn die Gesundheit des Leibes ist eine Vorbedingung für die Gesundheit der Seele. Sie ist gleichsam der Schlüssel zu den Pforten der Vollkommenheit ... Lernt in eurer Jugend; denn da ist das Gedächtnis noch stark. Wenn ihr auf eine schwierige Stelle in der Lehre stoßt, so schreibt diese Schwierigkeit eurer Kurzsichtigkeit zu. Liebet die Wahrheit; denn die ist die Zierde der Seele!" (Weil 1956, 20).

Maimonides starb am 13. Dezember 1204, im Jahre 4965 der Schöpfung, in Fusṭāṭ, gleichermaßen betrauert von Juden wie Muslims. Es ist sicherlich kein Zufall, daß er die Beisetzung seiner sterblichen Hülle in Tiberias angeordnet hatte, im Heiligen Land, dem zeitlebens seine Liebe galt. Auf seinem Grabstein stand die Inschrift: „Hier liegt ein Mensch und doch kein Mensch. Warst du ein Mensch, so haben Himmelswesen dich gezeugt." Mitten in seinem Volke wollte er ruhen. Das Volk setzte seinem Lehrer denn auch ein einmaliges Denkmal mit den Worten: „Von Moses bis Moses erstand niemals einer wie Moses!"

„Er war einzig in seiner Zeit – auf dem Gebiete der theoretischen wie auch der praktischen Medizin", schreibt Ibn abī Uṣaibi'ā in seiner Ärztebiographie. Als weiteres Lob verdient das des Charisi hervorgehoben zu werden (nach Elbogen 1935, 40): „Die Weisen unserer Erde / Erstiegen hohe Hügel / Und Gipfel des Verstandes – : / Zu Gott empor stieg Mosche!"

Schließen wir mit dem Loblied des arabischen Arzt-Dichters Sa'īd b. Sanā'al-Mulk (1165–1212), eines Patienten des Maimonides: „Galens Kunst heilte allein den Körper, Abū 'Imrān dagegen Körper und Geist zugleich. Wie sein Wissen ihn zum Arzt des Jahrhunderts gemacht, so heilte er durch seine Weisheit die Krankheit der Unwissenheit."

Von einem „Arzt des Jahrhunderts" wollen nun auch die so erstaunlichen Werke zur Heilskunde wie zur Heilkunde repräsentiert werden.

2. Das Theologisch-philosophische Opus

Drei Hauptwerke lassen sich unter den „Opera Maimonidis" besonders herausstellen: die „Mischne Tora" (= Wiederholung des Gesetzes), „More Nevuchim" (= Führer der Unschlüssigen), eine Synthese von Wissen und Glauben, sowie die Medizinischen Schriften. Scheinbar thematisch getrennt, können sie doch als einheitliche Anschauungen von der Welt und vom Menschen angesehen werden, dienen einander und sind nur in ihrem inneren Zusammenhang und Zusammenklang zu verstehen.

Im Mittelpunkt seines Werkes aber stehen sicherlich die jüdischen Gesetzesbücher, wie sie Maimonides aus der Tradition vorlagen: die „Tora" nämlich, ein allgemeines Handbuch der Religionsgesetze aus dem Pentateuch, sodann die „Mischne", eine religionsgesetzliche Synthese als „Corpus juris" (nach Maimonides: „das Zweite nach der Tora"), darin eingeschlossen der „Talmud", das Lehrbuch der Tradition (das „dritte" Gesetzesbuch), und dies in zweifacher

Form: als palästinensischer Talmud (um 400) und als babylonischer Talmud (6. bis 7. Jahrhundert).

Seine umfassenden Kenntnisse der schriftlichen wie der mündlichen Überlieferung haben es Maimonides ermöglicht, ein religiöses Organon zu gestalten, welches seinen Zeitgenossen die breite Gedankenwelt vieler Generationen zu vermitteln vermochte.

1) Mischne Tora

Im Jahre 1178 hatte Maimonides seine 14bändige Glaubenslehre unter dem Titel „Mischne Tora" (Wiederholung des Gesetzes) vollendet. Seiner 14 Bücher wegen wurde das Riesenwerk später auch „Sefer HaJad" (Das Buch der Hand) genannt oder auch „Jad HaChasakka" (Die Starke Hand), hinweisend auf die „Hand Gottes", die das Volk Israel aus Ägypten geführt hat. Diese seine systematische Sichtung des gesamten Glaubensinhaltes des Judentums ist nicht in Arabisch mit hebräischen Lettern geschrieben (wie die übrigen Schriften des Maimonides), sondern in Hebräisch.

Das erste Buch der „Mischne Tora" trägt den Titel „Sefer HaMadda" (Das Buch der Erkenntnis), womit für Maimonides selbstverständlich die Gotteserkenntnis gemeint ist als Voraussetzung aller anderen Erkenntnisse und Wissenschaften. Den „Grundsätzen der Lehre" (Hilchot Jesode Hatora) folgt das „Buch der Einsichten" (Hilchot Deot), eine „Sittenlehre", die bewußt vor den dritten Teil, das „Studium der Gesetze" (Hilchot Talmud Tora), gesetzt wurde. Ihm folgen der „Götzendienst" (Hilchot Avoda Sara) und die „Lehre von der Umkehr" (Hilchot Teschuwa).

Dem einleitenden „Buch der Erkenntnis" reihen sich Bücher an mit Vorschriften für Gebote und Feiertage, Verlobung und Scheidung, Tabus und Gelübde, Tempeldienst und Opfer, Kauf und Handel sowie Prozesse und Rechtsprechung. Zehn Jahre arbeitete Maimonides an diesem Kompendium, das die Tradition der Religionsgesetze zur Reife bringen sollte. Neben einer Systematik aller biblischen Gebote und Verbote bietet die Mischne Tora nicht nur aktuelle religions- und naturphilosophische Erörterungen, sondern auch beachtliche Hinweise zu einer allgemeinen Hygiene und Diätetik.

2) More Nevuchim

Im Widerstreit zwischen Offenbarungsglauben und philosophischer Spekulation erarbeitete Maimonides um das Jahr 1190 eine Skizze, die dann zu seinem wohl größten und wichtigsten Werk gedieh, dem „Führer der Unschlüssigen" (arab. Dalalāt al-ḥa'irīn; hebr. Nore Nevuchim). Das Werk wurde 1204 durch Samuel ben Tibbon ins Hebräische übersetzt, ein zweites Mal durch Jehuda Alcharisi. Diese Übersetzung wurde die Grundlage der lateinischen Version, die unter dem

Titel „Dux neutrorum" in der Scholastik des 13. Jahrhunderts zu großer Bedeutung gelangte (auch „Dux perplexorum" genannt).

Der „Führer der Unschlüssigen" (auch: der Schwankenden, der Verirrten, besser noch: Leitung der Ratlosen) gilt als das „opus magnum" des Maimonides. Als exemplarisches Modell einer Verbindung von Wissenschaft und Religion trug es Maimonides den Namen eines „Klassikers des Rationalismus" ein. Gewidmet war das Werk seinem Lieblingsschüler Joseph ben Jehuda aus Ceuta, der um 1185 in Ägypten weilte und später in seine marokkanische Heimat zurückkehrte, von wo aus er in regem Briefwechsel mit seinem Meister stand.

(Deutsche Fassung: Mose ben Maimon: Führer der Unschlüssigen. Ins Deutsche übertragen und mit erklärenden Anmerkungen versehen von Adolf Weiss. Leipzig 1924.)

3. Die Medizinischen Schriften

Nach kritischer Sichtung kristallisieren sich aus dem Opus zwölf medizinische Schriften, die sich in vier Gruppen gliedern lassen (vgl. Ackermann 1983, 22):

1. Schriften, die sich auf antike Autoren berufen und diese kommentieren oder exzerptieren;
2. Schriften, die spezielle Fälle behandeln wie: Asthma, Hämorrhoiden, Gifte, Aphrodisiaka;
3. Schriften, die sich der Lebensordnung und Lebensführung widmen;
4. eine Schrift, die Pflanzen- und Drogennamen systematisch auflistet.

Gehen wir den medizinischen Schriften einmal im einzelnen – zunächst unter rein formalen Aspekten – nach!

1) Kommentar zu den Aphorismen des Hippokrates
(Sharḥ fuṣūl Abuqrāṭ)

Die Aphorismen des Hippokrates waren im 9. Jahrhundert bereits durch Ḥunain b. Isḥāq ins Arabische übersetzt worden. Der Kommentar des Maimonides wurde von Moses ben Tibbon ins Hebräische übertragen. Lateinische Übersetzungen finden sich im 13. Jahrhundert; Drucke: Bologna 1489; Venedig 1497, 1508; Basel 1579. Eine kritische Edition steht noch aus.

2) Kompendium der Schriften des Galen
(Al-Muḫtaṣarāt abī ʿImrān Mūsā b. ʿUbaid Allāh b. Maimūn li-kutūb Ǧālīnūs)

Es handelt sich um etwa 16 Exzerpte in fragmentarischer Fassung aus Schriften des Galen, in der Regel um praktisch-therapeutische Erörterungen. Keine hebräischen oder lateinischen Übersetzungen, lediglich ein lateinischer Frühdruck: „Aphorismi Rabij Moyses secundum doctrinam Galieni". Bologna 1489 (spätere Drucke: Venedig 1508; Basel 1579).

3) Medizinische Aphorismen des Moses Maimonides
(arab.: Fuṣūl Mūsā fit'ṭ-ṭibb; hebr.: Pirke Moshe)

Das „Buch der Aphorismen" (Kitāb al-fuṣūl) enthält etwa 1500 Zitate aus Galens Schriften, eingeteilt in 25 Abschnitte. In seinem Vorwort betont Maimonides, daß er angesichts des unübersehbaren Wissens in der Medizin nur das Wichtigste in allgemeine Regeln fassen wollte. Neben Anatomie, Physiologie und Pathologie werden über eine Spezielle Ätiologie und Zeichenlehre alle Gebiete der Diagnostik und Therapeutik behandelt. Das 25. Kapitel ist einer ausführlichen Kritik an Galen gewidmet. Ausdrücklich erwähnt werden neben Hippokrates und Galen u.a.: Asklepiades, Ibn Sīnā, ar-Rāzī, Abū Merwān b. Zuhr, Al- Fārābī, Ibn Ridwān.

Arabische Handschriften bei Rosner (1971, 18 f.); hebräische bei Rosner (1971, 19 f.); lateinische Handschriften bei Rosner (1971, 20 f.).

Kritische Edition: The Medical Aphorism of Moses Maimonides. Edd. F. Rosner, S. Muntner. New York 1973.

4) Regimen Sanitatis
(Fi'tadbīr aṣ-ṣiḥḥa)

Bei dieser Gesundheitsanleitung handelt es sich um einen Brief an Al-Afḍāl, Sohn des Saladin, der vor 1198 verfaßt wurde. In vier Teilen werden abgehandelt: eine Lebensordnung nach dem Topos der „res non naturales" (ohne die übliche Anordnung), ferner ein kuratives Schema nach medikamentöser und diätetischer Methodik, weiterhin ein persönliches Konsilium für den melancholischen Sultan, schließlich allgemeine Verhaltensregeln für Kranke wie Gesunde. Bei aller Berücksichtigung der psychosomatischen Wechselwirkungen, die wir auch bei Galen schon finden, kann keine Rede davon sein, in Maimonides den Begründer einer psychosomatischen Medizin (so Muntner und Leibowitz) zu sehen.

Zahlreiche arabische Handschriften (vgl. Muntner, 1966).

Hebräische Übersetzung durch Moses ben Tibbon (um 1244); lateinische Fassung aus dem Hebräischen durch Johann von Capua (um 1290).

Zahlreiche Drucke: Florenz 1477; Padua 1501; Venedig 1514, 1521; Augsburg 1518; Lyon 1535.

Deutsche Fassung: Regimen Sanitatis oder Diätetik für die Seele und den Körper. Hrsg. S. Muntner. Basel, New York 1966.

5) Medizinische Responsen
(Maqālā fi'bāyān al-A'rāḍ)

Die Abhandlung „Über die Erklärung der Zufälle" (De causis accidentium apparentium) gilt als unmittelbare Fortsetzung der „Gesundheitsanleitung" für den Sultan al-Afḍal", hat den gleichen Adressaten und einen analogen hygienisch-diätetischen Inhalt, ist jedoch mehr als ein persönliches Regimen für den Sultan - nach Art eines „Regimen principum" - gedacht. Hier stellt sich Maimonides nicht nur als fachkundiger Leibarzt vor, sondern auch als ein beratender Lebensfreund.

Die Abhandlung dürfte um das Jahr 1200 entstanden sein, kurz vor dem Ableben des Sultans al-Afḍal. Sie gilt als die letzte medizinische Abhandlung des Maimonides und wird daher von H. Kroner (1928) als „medicinischer Schwanengesang" bezeichnet.

6) Abhandlung über das Asthma
(Maqālā fi'r-rabw)

Der Traktat behandelt in 13 Kapiteln Ursachen, Behandlung und Verhütung des Asthma; berührt werden daneben Fragen der ärztlichen Ausbildung sowie das Verhältnis von Arzt und Patient. Lateinische Übersetzung durch Armengaudus Blasius: „Tractatus contra passionem asthmatis" (1302).

Hebräische Übersetzung aus dem Lateinischen durch Rabbi Samuel Benbenisti aus Saragossa (um 1320).

Kritische Edition: Treatise in Asthma. In: The Medical Writings of Moses Maimonides. Ed. Suesman Muntner. Philadelphia, Montreal 1963.

7) Abhandlung über Hämorrhoiden
(Fi'l-bawāsīr)

Hier handelt es sich um das Konsilium für einen jungen Mann aus einer vornehmen Kairoer Familie in sieben Abschnitten (verfaßt um 1187). Arabisch im Original; frühe anonyme hebräische Übersetzung; lateinische Übersetzung im 15. Jahrhundert.

Kritische Edition: Treatise on Hemorrhoids. Medical Answers (Responsa). Edd. F. Rosner, S. Muntner. Philadelphia, Toronto 1969.

8) Abhandlung über den Koitus
(Fi'l-Jimā')

Traktat auf Bitte des Al-Malik al-Muẓaffar b. Ajjub, eines Neffen von Sultan Saladin. Ein Regimen zur Förderung der sexuellen Potenz mit physiologisch-psychologischen Vorbemerkungen und Empfehlungen von Aphrodisiaka.

Zwei hebräische Übersetzungen (Ma'amar Hamishgal); lateinische Übersetzung (De coitu) durch Johann von Capua.

Kritische Edition: On Sexual Intercourse. Ed. M. Gorlin. New York 1961

9) Abhandlung über Gifte und Gegengifte
(Kitāb as-sumūm wa'l-Mutaḥarriz min al-adwīya al-Qattāla)

Verfaßt um 1198 für den Wezir al-Fāḍil; erstmals 1873 von Steinschneider in „Virchows Archiv" ins Deutsche übertragen.

Kritische Edition: Treatise on Poisons and their Antidotes. Ed. S. Muntner. Philadelphia, Montreal 1966.

10) Glossar der Namen und Drogen
(Sharḥ asmā al-'Uqqār)

Enthält 2 000 Bezeichnungen von Arzneimitteln in 405 alphabetisch angeordneten Paragraphen; erhalten in einer Abschrift des al-Baitār, eines Zeitgenossen von Maimonides' Sohn Abraham.

Kritische Edition: Glossary of Drug Names. Ed. F. Rosner. Philadelphia 1979.

11) Responsum über die Lebensdauer

Antwort des Maimonides auf eine Anfrage seines Schülers Joseph ben Jehuda über die Grenzen der Lebensdauer und die Möglichkeiten einer Lebensverlängerung.

Arab. Text mit hebr. Buchstaben. Ed. von G. Weil (1953).

12) Regimen sanitatis der Mischne Tora

Ein Regimen als viertes Kapitel der „Hilchot Deot", einer ethischen Unterweisung im „Buch des Wissens" (dem ersten Buch der „Mischne Tora"). Anweisungen zu Ernährung, Bewegung, Schlafen, Baden, Sexualität (nach dem Schema der „sex res non naturales").

Die Sorge für die Gesundheit gehört nach diesem Regimen zu den Grundaufgaben eines religiösen Menschen.

Methodologisches Intermezzzo

Bevor wir und in das ebenso umfassende wie vielschichtige Schrifttum des Maimonides vertiefen, dürfte es angebracht sein, sich mit seiner höchst originellen Methodik und Didaktik vertrauter zu machen.

Die Wissenschaft ist für Maimonides zunächst - wie auch für zahlreiche Vertreter der arabischen wie der lateinischen Scholastik - eine Station auf der Pilgerreise zu Gott. Eine wichtige Station bildet hier die Medizin, da sie mit ihren Beziehungen zu Ethik wie Hygiene konkrete Wege zur Weisheit weist. Darüber hinaus können alle Wissenschaften, so auch die Medizin, zu einem tieferen Verständnis der Gotteslehre beitragen.

Formale Vorfragen

Im jüdischen Denken sind „lieben" und „erkennen" eines, ebenso auch „essen" und „lernen". All unser Erkennen ist daher liebende Aneignung und dann auch Einverleibung. Erst wenn etwas ganz zu eigen geworden, hat man verstanden und kann es auch mitteilen. Die sprachliche Interpretation wird zu eigener Art von Hermeneutik. Jedes Wort wird dabei wörtlich genommen und auf seinen verschiedenen Bedeutungsinhalt ausgeleuchtet. Das Wort wird zum Sprechen gebracht, mit-geteilt, und es soll im Hören angenommen, verstanden werden.

Immer wieder macht Maimonides auf das Allegorische aufmerksam, wenn etwa von den „Pforten des Himmels" die Rede ist oder vom „Buch des Lebens" oder auch: daß Berge und Hügel ausbrechen würden vor Jubel und Freude. Alles dies gehöre „zur Art der figürlichen Ausdrucksweise" (MN II, 47).

Besonders vertraut mit der Problematik des Übersetzens fordert Maimonides, daß der Übersetzer sich zunächst den Gedankengang klarmache; dann solle er übertragen von Sprache zu Sprache. Wer aber aus einer Sprache in die andere übersetzen wolle, der werde damit viel Plage haben. Vorbilder waren ihm hier: Ḥunain b. Isḥāq wie auch dessen Sohn Isḥāq b. Ḥunain (so im Brief an Samuel ben Tibon in Lunel).

Neben der Heiligen Schrift benutzte Maimonides durchgehend auch die mündliche Überlieferung (oral teaching), und dies ganz in der arabischen „Maqāla"-Tradition - so, wenn es immer wieder heißt: „Beachte auch dies!" oder „Beachte dies also!".

Methodologische Präliminarien

Erkennen bedeutet für Maimonides: „im Geiste der Wahrheit die Dinge sich so vergegenwärtigen, wie sie wirklich sind“ (Glatzer 1966, 35). Wir sollen all das begreifen, was ein Mensch zu begreifen überhaupt in der Lage ist. „Viele Gelehrte freilich sind von einem krankhaften Streben nach dem Ziel geplagt, ohne die grundlegenden Vorstudien gemacht zu haben“ (MN I, 34).

Es sei daher notwendig, ja unerläßlich, „zuerst die Logik, dann der Reihe nach die mathematischen Wissenschaften, alsdann die Naturwissenschaft und zuletzt die Metaphysik zu studieren“ (MN I, 34).

Wer sein Studium mit der Metaphysik beginnt, der gleicht einem Menschen, „der einen Säugling mit Weizenbrot, Fleisch und Wein ernähren wollte. Damit aber würde er ihn zweifellos töten, nicht weil diese Nahrungsmittel schlecht wären oder der Natur des Menschen nicht angemessen, sondern weil der, der sie empfängt, zu schwach ist, sie zu verdauen, ehe er aus ihnen Nutzen ziehen kann“ (MN I, 34).

„Vernimm also, welchen Nutzen gerade die mathematischen Wissenschaften uns bringen und welch großen Vorteil uns die Lehrsätze bieten, die wir aus ihr gewonnen haben“ (MN I, 73). Was aber die Metaphysik betrifft, so kann man sie nun einmal nicht populär machen. „Nur wer gut schwimmen kann, der bringt auch die Perlen hoch aus der Tiefe des Meeres. Wer nicht schwimmen kann, der wird versaufen. - Wem es aber besser behagt, im Meere seiner Unwissenheit herumzuschwimmen, der wird immer tiefer sinken. Er braucht allerdings seinen Körper und sein Herz nicht anzustrengen, er kann die Bewegung unterlassen, wird aber tief unten stehen in der Natur. Verstehe also alles dies, was erwähnt wurde, und erwäge es sorgfältig!“ (MN II, 10).

Das Verlangen nach philosophischer Erkenntnis schwindet freilich, je mehr man sich mit den Bedürfnissen des Leibes und der Lebenserhaltung abzuplagen hat. Deshalb ist die Philosophie nur für Auserwählte geeignet und muß der Menge vorenthalten bleiben. So untersagt man ja auch kleinen Kindern, schwere Speisen zu essen oder schwere Lasten zu tragen (MN I, 34).

„Je vollkommener aber einer in seiner Wissenschaft gebildet ist, desto genauer pflegt er in sie hineinzudenken, desto mehr Zweifel auch steigen in ihm auf, desto mehr Fragen stellen sich ein, desto vorsichtiger ist er in seinen Studien, desto mehr beschränkt er sich auf ein kleines Fachgebiet“ (RS IV, 8).

Und wenn dann ein Mensch vor das göttliche Gericht kommt, dann wird er zuerst gefragt: Hast du eine bestimmte Zeit dem Studium der Gotteslehre gewidmet? Alsdann: Hast du in der Wissenschaft genau distinguiert? Schließlich: Hast du darauf geachtet, eines aus dem anderen abzuleiten? (MN III, 54).

Zum Lehrer-Schüler-Verhältnis

Wie bei den arabischen Magistern, so galt auch bei den jüdischen Meistern der praktische Umgang mit einem Lehrer weitaus mehr als das bloße Studium unter ihm. Das lebendige Beispiel sollte in der Lehre wirksam werden, der pädagogische Eros. Wie sehr dies von den Schülern erkannt und anerkannt wurde, zeigt eine Huldigung seines Schülers Samuel ben Tibbon: „Du heiliger Mann, unser Lehrer und Meister, Du Leuchte des Exils, erhöre doch die Bitte Deiner Diener, die aus Deinem Born schöpfen wollen, und laß uns Nahrung und Befriedigung finden an Deinem Buche, von dessen Ruf wir gehört haben!"

Während sich die „Mischne Tora" generell an jedermann wendet, der einer Belehrung bedarf, ist „More Nevuchim" addressiert an eine auserlesene Schar von bereits wissenden Schülern, die aber unschlüssig sind und um das letzte Verständnis noch ringen (vgl. Strauss 1941, 91).

Gerade in einem so sehr persönlichen Verhältnis dürfe man nicht ausweichen, sondern habe Rede und Antwort zu stehen. So schreibt Maimonides seinem Schüler Samuel ben Alī nach Bagdad: „Sie scheinen der Meinung zu sein, daß wir zu denen gehören, die eine Kritik oder Widerlegung ihrer Meinung nicht vertragen können. Gott hat uns vor dieser Schwäche bewahrt. Der Schöpfer der Welt weiß, daß wir von jedem, selbst von dem geringsten Schüler, sei er Freund oder Gegner, Belehrung dankbar annehmen. Ist der Einwand richtig, so freuen wir uns der Berichtigung. Ist er unrichtig, so verachten wir denjenigen nicht, der ihn erhoben hat" (Weil 1956, 297). So allein fördere eine Auseinandersetzung die Wissenschaft!

Jetzt erst verstehen wir, warum es in seinen Schriften immer wieder heißt: „Beachte dies wohl!" – „Wisse das!" – „Schenke diesem Kapitel die gebührende Aufmerksamkeit!" – „Vernimm nun diese Bedeutung!" – „Behalte auch dies im Augenmerk!" – „Ich will dir nun alle diese Zweifel lösen!" – „Beachte dies also sehr, und denke darüber nach!" – „Höre genau zu!"

Denn jeder Wahrhaftige ist verpflichtet, die Worte so auszulegen, daß sie mit dem wirklich Seienden übereinstimmen (MN III, 14). „Dies ist eine wichtige Vorbemerkung, die Du aus Deinem Gedanken nicht fahren lassen mögest!" (MN III, 47).

Bewertung eigener Erfahrung

In den Traktaten seiner Speziellen Pathologie finden wir des öfteren Bemerkungen über eigene Erfahrungen wie auch Kritik an Erfahrungen anderer. „Ich habe viele Männer in jeder Stadt, die ich besuchte, gefunden, welche das Erwähnte betroffen hat; was ich aber außerdem von anderen gehört, ist mehr als erzählt werden kann. Ich erzähle nur, was mir Ärzte von sich selbst und ihren Lehrern berichtet, daß sie mit außerordentlicher Mühe nachforschten, bis sie von Weibern die Speise erfuhren, womit der und jener getäuscht worden." Oder wenig später: „Ich habe keine Erfahrung darüber. Ich hielt mich aber verpflichtet, zu erwähnen, was ich davon weiß, damit der Nutzen anderen zu Teil werde und jeder versuche, was er vermag" (AG 92).

Auch betont er, daß in jenen Ländern, die er persönlich besucht habe, diese oder jene Art von Medikation nicht allgemein üblich sei (MA XIII, 6). Vor allem in seinem Kommentar zu den Aphorismen des Hippokrates häufen sich seine kritischen Bemerkungen zu Galen. „Dies ist die Ursache nach Meinung des Galen, und sie ist ohne Wahrheit", oder: „Dies ist die Ursache nach Meinung des Galen. Dagegen scheint mir die Ursache davon zu sein, daß ..." Steht Maimonides in Konsens zu Hippokrates oder Galen, dann schreibt er lapidar: „Dies ist klar!"

Im Kommentar zu den Aphorismen schreibt er, diese gälten zwar für einige Fälle, aber längst nicht für alle. Dies sei wohl die Anschauung des Galen, er seinerseits glaube aber ... (Muntner 1962, 2074). Er selber habe sich streng an seine Quellen gehalten, aber auch anderweitige Meinungen nicht gescheut, wobei seine persönliche Meinung immer in der ersten Person zum Ausdruck kommt: „Ait Moyses"!

Kritik an Galen

Im 25. Traktat seiner Medizinischen Aphorismen setzt sich Maimonides expressis verbis mit den Unvereinbarkeiten im Galenischen System auseinander. Diesem Kapitel wird denn auch der Titel gegeben. „Der Heilige Krieg für eine unabhängige wissenschaftliche Untersuchung gegen Galen". Maimonides betont zunächst, daß er Galen für eine unangefochtene Autorität erachte, allerdings nur auf dem Gebiete der engeren Medizin. Er gibt dabei zu, daß schon Übersetzungsfehler (aus dem Griechischen über das Syrische ins Arabische) zu Mißverständnissen geführt haben könnten) (MA XXV, 1). Dies könnte – so gibt er zu – auch ein Irrtum des Übersetzers oder des Kopisten sein.

Dann aber häufen sich die kritischen Anmerkungen: „Ich weiß nicht genau, was er damit meint; ich bin etwas in Verwirrung über diese Ansicht; ich will erklären, was mir gerade hier widersprüchlich erscheint." Dann aber auch deutlicher: „Dies aber ist augenfällig unmöglich; das erfordert einfach eine Erklärung; es ist recht schwierig, darin einen Sinn zu erblicken" usw.

Oder er stellt Fragen: „Wenn sich das aber so verhält, warum erwähnt er es denn nicht? Wäre es nicht nötig, dies in einem größeren Zusammenhang zu erklären? Steht diese Behauptung nicht im Widerspruch zur vorhergehenden?"

„Meiner Meinung nach kann Galen" – so Maimonides – „dies alles nicht vergessen haben, noch kann es aus seinem Gedächtnis entschwunden sein." Oder auch – mit leicht ironischem Unterton –: „Davon hat er wohl noch nichts gewußt" (MA XXV). Diese Kritik scheint positivistische Medizinhistoriker wie Julius Pagel (1908, S. 247) am meisten imponiert zu haben: „Diese Kleinarbeit der Kritik gegen den mittelalterlichen Heros ist es vor allem, die Maimuni's schriftstellerische Leistungen unter denjenigen der arabischen Medizin eine mehr als gewöhnliche Stellung für alle Zeiten sichert."

Motivation des Schrifttums

Als Motivation für alle Schriften mag gelten, was Maimonides selbst zum Ausdruck brachte: daß er nämlich nicht als Richter schreiben wolle, sondern als Arzt! „Als ich den Tatbestand erkannte, der wie eine Krankheit der Augen ist, beschloß ich, Elixiere und Gewürze aus den Schriften der Alten zusammenzutragen und eine Augensalbe zu mischen, die gegen diese Krankheit gut ist. Mit Gottes Hilfe werde ich damit die Krankheit heilen" (Heschel, 48).

Was aber seine Werke anbelangt, so sind sie alle knapp bemessen, aber sauber ausgearbeitet. „Ich bin nicht darauf aus, den Umfang einer Schrift so groß wie nur möglich zu machen oder die Zeit umzubringen mit Dingen, die keinen Nutzen stiften. Wenn ich einen Text auslege, so kommentierte ich nur solche Stellen, die der Erklärung bedürfen, und dies nur mit so viel Worten, wie zum Verständnis nötig sind. Ich gebe nur die Quintessenz des Gegenstandes wieder" (nach Elbogen 1935, 21).

In seiner „Mischne Tora" schreibt er ausdrücklich: „Neben Talmud und Midrasch habe ich auch die alten und neuen Philosophen und viele andere benutzt, und man soll die Wahrheit vor jedem, der sie erläutert, entgegennehmen." Denn je mehr einer in einem bestimmten wissenschaftlichen Bereich fortgeschritten ist „und je mehr er darin nachgedacht hat, um so mehr wächst sein Zweifel und um so schwerer wiegt das Problem, das er in Angriff genommen hat" (AA XIII, 13).

Wer aber ein Buch verfaßt, sei es in den Wissenschaften oder auch in der Medizin, der wähle eine der beiden Darstellungen: entweder „die systematische Zusammenfassung" oder „die anknüpfende Erläuterung". Das erstere nennt Maimonides „Kodex", das zweite „Kommentar". In allem aber müsse man die Wahrheit eines Ausspruchs nach seinem Inhalt beurteilen, nicht danach, ob er mit einer Autorität übereinstimmt.

*

Von diesem hohen Anspruch aus versteht sich seine „Wiederholung der Tora", die nicht von ungefähr eingeleitet wurde mit dem „Buch der Erkenntnis". Einleitend gibt Maimonides eine Übersicht über die Traditionen der heiligen Bücher und über die jetzige Situation, um dann zu erklären: „Aus diesem Grunde leerte ich, Moses, Sohn Maimons, des Spaniens, meine Reisetasche und studierte alle jene Bücher." Und wie Moses sein Volk lehrte, so wollte auch Maimonides Lehrer seiner Generation sein. Nur so versteht man den berühmten Ausspruch: „Von Moses zu Moses stand keiner auf wie Moses."

III. Welt und Mensch

Vorbemerkung

Die Welt ist nach Maimonides ein Kosmos individueller Substanzen, an denen das Werden und Vergeben zur Erscheinung kommt. Diese individuelle Substanz aber ist nichts Einheitliches, sie ist zusammengesetzt aus Form und Materie. Die Form geht dabei gleichsam ein in die Materie wie auch alle Materie Form aufnimmt. In Bewegung gebracht aber wird die Materie von einem Beweger, der wiederum einen höheren Beweger voraussetzt - und so fort, bis alle Bewegung endet in einem raum- und zeitlosen ersten Beweger - und das ist Gott.

Bei einer solchen Argumentation ergibt sich ein geschlossenes Bild der Welt als eines zusammenhängenden Systems von Ursachen und Wirkungen. Gott ist darin die höchste Ursache, die keine Wirkung mehr ist. Hier zeigt sich bereits eine prinzipielle Unterscheidung gegenüber der Kosmologie des damals vieldiskutierten Aristoteles. Bei Aristoteles gehört der erste Beweger mit in das System Welt. Bei Maimonides ist Gott das von der Welt Verschiedene, besser noch: das Transzendente.

Aus der Idee einer solchen Transparenz begreift man dann auch, daß der Zweck der Welt nicht immanent sein kann. Eine anthropozentrische Teleologie lehnt Maimonides entschieden ab. Wäre der Mensch Endzweck der Schöpfung gewesen, hätte Gott den Menschen auch schaffen können, ohne den umfassenden Weltzusammenhang bemühen zu müssen. Zwar weisen auch alle Dinge auf ihn, den Menschen, hin, ohne daß man behaupten könne, der Mensch sei ihr Endzweck.

Beim Studium der Wissenschaften aber begegnet Maimonides sogleich dem von seinen Zeitgenossen und Nachfolgern so leidenschaftlich diskutierten Konflikt zwischen der Weisheit der Heiligen Schriften und dem Wissen der aristotelischen Naturphilosophie. Bei zahlreichen Beweisen für das Dasein Gottes stimmt Maimonides mit Aristoteles und den Peripatetikern überein, nicht dagegen mit ihrer These von dem Nichterschaffensein der Welt (MN II, Phil. Lehrsätze). Die aristotelische Theorie von der Ewigkeit der Welt wird daher umgedeutet in den Gedanken einer von Ewigkeit her aus Gott hervorgegangenen Welt. Auch die immanente Weltordnung bleibt - bei aller naturhaften Notwendigkeit - der freien Bestimmung Gottes untergeordnet. Das Wesen der Dinge erweist sich somit als Ausdruck der ewigen Gott-Natur, einer lebendig schaffenden Natur (natura naturans), die sich in der geschaffenen Natur (natura naturata), der Wirklichkeit um uns, nur noch auszulegen hat.

Den genuinen Gegensatz zwischen Schöpfungsglauben und Aristotelismus stellt Maimonides somit in seiner vollen Schärfe heraus, um ihn alsdann in einer höchst eigenwilligen Synthese zu überwinden. Damit hat er dem Aufbau eines theistischen Aristotelismus die Bahn gebrochen, der dann in der christlichen Scholastik (Albertus, Thomas) neue Wege fand. Sein Ziel dabei war nichts anderes als die wissenschaftliche Rechtfertigung des Glaubens.

Die Vernunft in Gott einzuführen blieb für Maimonides ebenso ein Paradoxon, wie Gott einzuführen in die Vernunft. Da aber Vernunft und Offenbarung, beide, der göttlichen Emanation entspringen, können sie letztlich nicht miteinander in Widerspruch stehen. Allerdings kommt man nur auf der höchsten intellektuellen Stufe und mittels seiner sittlichen Reife zur Aufnahme der göttlichen Wahrheit, so wie sie enthalten ist in den „Geheimnissen des Gesetzes".

Vor diesem Hintergrund allein will Maimonides den Aufbau des Universums verstanden wissen und nun auch die Struktur des Kosmos zur Darstellung bringen.

1. Die Struktur des Kosmos

Im dritten Buch seines „Führers der Unschlüssigen" erläutert Maimonides den Aufbau des Universums mit der bekannten Vision des Ezechiel (Ezech. 1, 10). Es handelt sich um die Vision vom „Thronwagen Jahwes", wo vier lebende Wesen in Menschengestalt auftreten: „Vier Gesichter hatte ein jedes und ebenso vier Flügel. Ihre Füße waren gerade und ihre Fußsohlen wie die Sohle eines Kalbes, und sie leuchteten wie der Glanz von geglättetem Erz. Und sie hatten Menschenhände unter ihren Flügeln. Und ihre Gesichter waren in die vier Richtungen gewandt. Ihre Flügel berührten einander; sie wandten sich nicht beim Gehen; ein jedes ging vielmehr gerade vor sich hin. Ihre Gesichter aber sahen also aus: Ein Menschengesicht und ein Löwengesicht zur Rechten hatte jedes von den Vieren; ein Stiergesicht zur Linken jedes von den Vieren und ein Adlergesicht jedes von den Vieren ... Und ein jedes ging gerade vor sich hin, wohin der Geist sie zu gehen trieb" (Ez., 1, 6–12).

Wohin der Geist sie zu gehen trieb, dahin bewegten sich auch die kreisenden Räder neben ihnen; denn „der Geist der Wesen war in den Rädern". Und wenn sie gingen, hörte man „das Rauschen ihrer Flügel wie das Rauschen vieler Wasser, ein brausendes Geräusch wie das Geräusch eines Heerlagers". Diese Räder tragen sphärische Formen, wie auch die Elemente, während die Erde, der Mittelpunkt des Weltalls, in Gestalt einer Kugel erscheint.

Diese erregende Vision des Propheten hat Maimonides voll und ganz aufgegriffen, um nun die Struktur des Kosmos vorzustellen. Von Gott nämlich geht eine Emanation aus, welche die stofflosen Vernunftwesen hervorbringt. Von diesen wiederum geht eine Emanation aus, so daß eines das andere hervorbringt, bis hin zur wirkenden Vernunft des „intellectus agens". Diese Emanation gelangt schließlich zu den „Sphären", die wiederum die „Elemente" erreichen und damit die Bereiche von Werden und Vergehen (MN II, 11).

Bei der Beschreibung dieser Vision will Maimonides aber auch klarstellen, daß bei allem Ausdruck der Herrlichkeit Gottes doch nicht die Rede sein kann von einem „Bild Gottes“, da Er über alle Zusammensetzung erhaben sei. Er geht daher sogleich auf eine andere Beschreibungsweise ein, die ganz und gar naturalistisch wirkt, wenn er schreibt: „Alle werdenden und vergehenden Körper werden vom Vergehen nur von Seiten der Materie, nicht aber durch irgend etwas anderes betroffen“ (MN III, 8). Und er kommt zu dem für unsere Thematik so charakteristischen Schluß, daß auch jedes Lebewesen nur infolge seiner Materialität erkranken kann und sterben muß.

Die Struktur des Kosmos wird alsdann durchweg im Sinne der aristotelischen Naturphilosophie dargestellt und vornehmlich nach Texten der arabischen Peripatetiker. Alle werdenden und vergehenden Körper werden vom Vergehen nur durch die Materie betroffen; hinsichtlich ihrer Form sind sie bleibend (MN III, 8). Und so stirbt und erkrankt auch jedes Lebewesen rein durch seine Materie und ihr so merkwürdiges Verhalten. Schon Salomon habe die Materie verglichen mit einer „ehebrecherischen Buhlerin“!

Die Materie - sagt Maimonides - ist „eine mächtige Scheidewand und ein Vorhang, der uns verhindert, das stofflose Vernunftwesen, wie es an sich ist, zu erkennen“ (MN III, 9). Und so kann auch das Körperliche nicht als eine Einheit gedacht werden; es ist vielmehr „zusammengesetzt aus Materie und Form, die begrifflich zweierlei sind, somit auch teilbar und der Teilung fähig“ (MN I, 35).

Die Welt als Ganzes erscheint gleichwohl als eine organische Einheit, so wie der Bau des Organismus mit all seinen Elementen, Säften und Kräften ein einheitliches Ganzes bildet. Die große wie die kleine Welt besitzen „Hauptorgane“, die das Ganze mischen und in Bewegung halten. Und wie im Menschen eine leitende Kraft ist, „welche die Ärzte die regierende Kraft oder die Natur nennen, ebenso gibt es auch im Universum eine Kraft, die alle Teile verbindet, die Arten fortbestehen läßt und die Einzelwesen so lange wie möglich erhält“ (MN I, 72). Die Welt: ein bewegendes, lebendiges, beseeltes Ganzes, ähnlich jenem menschlichen Individuum, das man daher auch Mikrokosmos nennt!

„In diese universelle Bewegtheit ist alles hineingenommen, vom Kraut bis zum Stern. Es muß in jedem Gestirn eine Kraft geben, die auf die irdischen Arten einwirkt. So etwa der Mond bei Zu- und Abnehmen der Meeresflut. Und so gibt es hinieden auch „kein Kraut, das nicht im Himmel seinen Stern hätte, der es berührt und zu ihm spricht: Wachse!“ (MN II, 10).

Anhand der Bewegungsgesetze des Kosmos erklärt Maimonides dann auch das Wesen der Zeit. Die Phasen des Mondes sind gleichsam das Urbild im Wechselspiel des Werdens (generatio) und Vergehens (corruptio). Zeit ist nicht vorstellbar außerhalb von Bewegung, die sich richtet nach dem Umlauf der Himmelssphären. Selbst für das Wesen der Engel wird eine Bewegung, die Flugbewegung, zur Erklärung gewählt, „weil das Fliegen die vollkommenste und edelste räumliche Beegung der Tiere ist, und weil der Mensch im Fliegen eine absolute Vollkommenheit erblickt, so daß er fliegen zu können wünscht, um das Schädliche leichter zu vermeiden und das ihm Angemessene, auch wenn es weit entfernt ist, schneller erreichen zu können“ (MN I, 49).

Was die Dauer der Zeit betrifft, so wird in den semitischen Sprachen sehr deutlich unterschieden zwischen der „Ewigkeit“ (aeternitas), die allein Gott zusteht, und der „endlosen Dauer“ (perpetuitas), die den zeitlichen Zuständen eigen ist. Aus der zeitlichen wie räumlichen Ordnung des Universums aber, aus seiner Struktur wie Funktion, wird uns - wenn wir nur gründlich genug das Weltall betrachten - auch die Weisheit Gottes mehr und mehr zu Bewußtsein kommen. Immer bleibt ja der Mensch im Universum, ist ein Universum auch im Menschen. Immer lebt auch die Seele im Leibe wie auch der Leib nur durch die Seele lebt. Auch hier gilt das Gesetz der goldenen Mitte.

Was die uns immer wieder von neuem frappierende Einheit dieses Werkes ausmacht, ist ihr durchgehender religiöser Charakter. Physik, Ethik, Diätetik - sie alle liegen bei Maimonides in einer Linie und bedingen einander. Nur so hat der Mensch seinen genauen Platz in einem von göttlichen Kräften durchstimmten Universum. Im Bereich der Welt-Immanenz ging Maimonides noch durchaus konform mit dem Aristotelismus. Wo er indes von der Weltschöpfung ausgeht, um ein Reich sittlicher Werte und geistiger Freiheit zu suchen, löst er sich energisch von Aristoteles und nähert sich eher der Platonischen Einheitslehre vom natürlichen und sittlichen Kosmos.

Beide Aspekte zur Synthese gebracht zu haben, macht - wie ich zu zeigen gedenke - die Systematik auch der Maimonidischen Krankheitslehre aus. Der Mensch kann nun einmal nur seine, die „niedere“ Welt erkennen; alle Erkenntnis der „oberen Welt“ bleibt fragmentarisch. die niedrige Welt aber, das ist die Welt des Werdens und Vergehens. Die obere Welt wird uns vermittelt durch Offenbarung, wie sie etwa die Propheten erhielten. Gerade der Philosoph also bedarf der Leitung durch die Offenbarung.

Genau so wahr und so wichtig ist nun aber auch: daß philosophisches Verständnis der Offenbarung nicht möglich ist, wenn man nicht die „Natur des Menschen“ hat kennengelernt.

2. Natur und Schicksal des Menschen

Was die „Natur des Menschen“ betrifft, so erscheint sie Maimonides eingebettet in das Dasein eines Urseienden, unterliegt dann aber auch sehr konkreten anthropologischen Kriterien. Es gibt ein „Urseiendes, das alles Dasein erschuf“, und „nichts ist sinnlos ins Dasein getreten“.

Alles unter dem Monde Daseiende aber ist für den Menschen da: alle Tiere und Pflanzen und Früchte. „Manches dient der Ernährung, manches der Heilung des Menschen.“ Und so gibt es auf der Welt „grundsätzlich nichts, was nicht dem Menschen nützlich wäre“ (Glatzer 1966, 33). Gleichwohl solle der Mensch sich nicht einbilden, „daß das Seiende nur allein um seinetwegen besteht“ (MN III, 25).

Der Mensch, „das Edelste unter allen Wesen der unteren Welt“, ist insgesamt aus Elementen zusammengesetzt, daher auch der werdenden und vergehenden Natur ausgesetzt (MN III, 12). Nur so versteht sich die Zerstörung der Organe, entweder von Geburt an oder neu hinzukommend oder „aus seinem eigenen Wirken“. Der Grund „für alle Krankheiten und Leiden, der körperlichen und der seelischen“, ist daher die Störung der Ordnung.

Maimonides betont sehr entschieden, daß alle Mängel und sittlichen Verfehlungen und damit alle Hindernisse, die den Menschen von seiner Vollkommenheit abhalten, ihm allein durch die Materie widerfahren. Er vergleicht die Materie mit einer Hure, die sich eben nicht mit der Instandsetzung des Hauses und der Pflege der Interessen des Gatten begnüge. Daher darf der Mensch nicht seinen animalischen Anlagen, der Materie nämlich, folgen. Darauf haben die Schüler besonders zu achten: „denn sie bilden ein wesentliches Fundament für das, was ich erläutern will“ (Weiss 1923, 17).

Mit der Materialität verbunden erscheint die Zeitlichkeit als ein weiterer Index unserer Endlichkeit. Darauf weist uns allein schon unsere Existenz in befristeter Leiblichkeit hin. Das körperliche Auseinander ist dem Leibe wesentlich eigen; daher die Zufälligkeit und Zerstörbarkeit der Dinge. Der Mensch ist innerhalb der Natur ein Mängelwesen, dem aber auch das rationelle Vermögen beigegeben ist, um mit seinen ihm untergeordneten Organen bestehen zu können. Und wie es im Organismus ein rationelles Vermögen gibt, das alles lenkt und leitet, so gibt es auch im Universum ein Wesen, das alle Existenz erhält und belebt. Und dieses Wesen ist Gott.

Der Mensch bedarf also eines Wesens, das ihn lenkt und leitet, das ihm hilft, sich seine Lebensbedürfnisse zu verschaffen. Ein Mensch, nur mit der animalischen Kraft sich selbst überlassen, müßte alsbald zugrundegehen. Er bedarf daher eines rationellen Vermögens. „Dieses Vermögen ist sehr edel, edler als alle Kräfte der Tiere. Es ist aber auch sehr verborgen, so daß der gemeine Menschenverstand anfänglich sein wahres Wesen nicht so begreift wie das der übrigen Naturkräfte“ (MN I, 72).

Niemand würde ja auch von einem Pferd oder Esel sagen, er sei eine „Welt im Kleinen“. Dies gilt nur für den Menschen aufgrund seines rationellen Vermögens. Dieses brauchen die Tiere nicht zu ihrer Existenz; sie erhalten sich von Natur aus und pflanzen auf natürliche Weise ihre Art fort. „Der Mensch allein müßte, wenn man sich überhaupt einen Menschen vorstellen könnte, der als Einzelwesen für sich allein existierte, der Leitung entbehrte und wieder dem Tiere gleichwürde, sofort zugrundegehen und könnte sich nicht einen Tag erhalten“ (MN I, 72).

Gleichwohl legt Maimonides größten Wert auf die natürlichen Anlagen. Der naturgegebene Charakter sei die Voraussetzung für geistige Vorzüge und sittliche Bildung. Bestimmte Eigenschaften könne man ohne Naturanlagen einfach nicht erlangen, wie auch andererseits die Natur unser Verhalten entschieden prägt. Ein krasses Beispiel hierfür: „Wessen Genitalien bei fettem Bau warm und feucht gemischt sind und dessen Hoden sehr viel Samen erzeugen, bei diesem ist es, auch wenn er sich mit äußerster Strenge zu beherrschen sucht, dennoch sehr unwahrscheinlich, daß er die Sünde scheuen werde“ (MN I, 34).

Dabei sind die Anlagen sehr verschieden, und ein jeder kann mehr oder weniger daraus machen. Dies zeigt sich etwa am „Vermögen des Mutes“. So kann man erleben, „daß manche Männer Löwen überwinden, andere vor einer Maus fliehen, und daß der eine ein ganzes Heer besiegt, der andere hingegen schon bangt und zittert, wenn ihn ein Weib schmäht" (MN II, 38).

Geleitet aber wird der Mensch letztlich durch den Geist der Liebe. Ohne den Geist bleibt der Mensch ein „Stück Materie, schwimmend im Meer des Wirrsals". Wer aber aus dem Geist der Liebe dient und um keiner irdischen Sache willen, „der wandelt auf den Pfaden der Weisheit". Aus Liebe dienen, das bedeutet für Maimonides: unbeirrt auf den Pfaden der Weisheit wandeln.

Wer von einer solchen Liebe geradezu besessen ist, der ist „wie ein Liebeskranker, dessen Sinn nie frei wird von der Liebe zu jener Frau, so daß er ständig von ihr erfüllt ist, wenn er sitzt oder Speise und Trank zu sich nimmt. Das ist so, wie es im Hohenlied heißt: ‚Denn krank vor Liebe bin ich' (Hl. 2, 5). Und das ganze Hohelied ist ja ein Geheimnis für diesen Gedanken" (Glatzer 1966, 26).

In Liebe sollen sich Weisheit und Werk vereinen. „Denn das Ziel der Schöpfung aller Wesen in dieser entstandenen und vergänglichen Welt ist kein anderes als der vollkommene Mensch, der Weisheit und Werk in sich vereint." Und so ist der Weise denn auch der Zweck aller Schöpfung dieser Erde. Ihn zu erziehen, ist der offenbare Plan der Heilsgeschichte.

3. Vom Ziel der Heilsgeschichte

Als ein Minimalprogramm des religiösen Wissens und ethischen Handelns hat Maimonides seine „dreizehn Artikel des jüdichen Credos" aufgestellt. sie beginnen mit der Existenz und Einheit des Schöpfers, seiner Unkörperlichkeit und Ewigkeit, und sie schließen mit der Zeit des Messias und mit der Auferstehung und Verklärung der Welt. Dazwischen liegen des Menschen Pflichten, eingebunden in das Walten der Vorsehung, aber auch ausgerichtet auf den freien Willen des Menschen in eigener Entscheidung und Verantwortung.

Die göttliche Vorsehung erstreckt sich dabei nur auf das „Individuum menschlicher Art"; bei der Erhaltung der Arten selber stimmt Maimonides eher der Ansicht des Aristoteles zu. „Ich glaube nicht, daß das Blatt fällt, weil sich die Vorsehung damit beschäftigt, und ich glaube auch nicht, daß diese Spinne diese Fliege jetzt durch einen einzelnen Willensakt Gottes oder durch Gottes Fügung zerreißt und ebensowenig, daß der Speichel, den Ruben ausgespuckt hat, sich durch Gottes Fügung bewege, daß er an diesem bestimmten Ort auf diese Mücke fällt und sie tötet" (MN III, 17).

Gottes Vorsehung erstreckt sich einzig und allein auf das menschliche Individuum. „Hingegen ist es bei den übrigen Tierindividuen zweifellos so, wie Aristoteles es ansieht, und deshalb war es erlaubt, ja sogar geboten, sie zu schlachten, und es wurde auch gestattet, sie, so viel wir wollen, zu unserem Nutzen zu verwenden" (MN III, 17).

Vorsehung und Willensfreiheit

Vorsehung und Willensfreiheit hängen zusammen mit unserer Vernunft. Wäre es anders, so hätte dies zur Folge, „daß die Ordnung unter den Menschen aufhörte“. Alle guten Eigenschaften des Charakters oder des Intellekts, sie würden einfach verderben (MN III, 17).

Maimonides stellt alsdann fünf Ansichten zur Diskussion:

1. Es gibt keinen Lenker oder Regierer; alles ist durch Zufall entstanden (Epikur).
2. Kein Ding entsteht oder vergeht zufällig; alles ist bestimmt (Fatalismus der Ascharíten).
3. Manches entsteht durch Vorsehung, manches durch reinen Zufall (Aristoteles).
4. Lohn und Strafe erfolgen gemäß richtiger Ordnung (Mutaziliten).
5. Der Mensch besitzt unbedingte Willensfreiheit (MN III, 17).

„Es ist ein Grundpfeiler der Lehre unseres Meisters Moses, und alle ihre Bekenner glauben daran, daß der Mensch die unbedingte Willensfreiheit besitzt, das heißt: daß er nach seiner Natur, nach seiner Wahl und nach seinem Willen alles tue, was ein Mensch tun kann“ (MN III, 17).

Der Schöpfer zwingt die Menschen nicht; er beschließt nicht über sie; alles ist vielmehr ihnen überlassen. Gott wollte, daß der Mensch Freiheit habe, daß sein Erkennen all das tue, was er kann. Die Tat des Menschen liegt in seiner eigenen Hand. Dies würden uns nicht nur die Überlieferungen der Religion zeigen, sondern auch die klaren Begründungen der Wissenschaft. „Hätte der Allmächtige dem Menschen vorherbestimmt, fromm oder sündhaft zu sein, oder wäre irgend ein Anlaß vorhanden, der den Menschen schon bei seinem Entstehen zu einem bestimmten Lebenspfad, zu einer Wissenschaft, zu einer Neigung, zu einer Tat hinlenken könnte, wie die dummen Astrologen glauben, so hätte uns doch Gott nicht durch Seine Propheten geboten: Tut so und nicht anders, bessert euren Lebenswandel und geht der Sünde nicht nach“ (MT 461).

Im Begriff einer solchen Handlungsfreiheit liegt, daß der Mensch keiner Beeinflussung durch Konstellation der Gestirne oder durch geographische Bedingungen unterliegt und daß es kein Handlungsschema „von Natur aus“ gibt, während die Möglichkeiten divinatorischer Einwirkung durchaus offen bleiben.

Die Einsicht in das Wesen der Welt wird im Zuge der Entscheidungsfreiheit des Menschen zu einer Stufenfolge, die zugleich als Rangordnung gedacht ist.

Stufen der Vollkommenheit

Als die niederste Stufe gilt „die Vollkommenheit des Besitzes“; sie betrifft alles, was da ein Mensch haben kann an Geld und Gut. Diese aber sind reine Einbildung, so wenn einer sagt: *Mein* Haus, *mein* Geld, *meine* Heerscharen. Alles das existiert lediglich außerhalb einer Person. „Und selbst wenn dieser Besitz auch alle seine Lebtage hindurch in seiner Hand verbleibt, so bedeutet er doch für sein Wesen selbst keine Vollkommenheit" (MN III, 54).

Die zweite Art der Vollkommenheit hat es mit der Vollkommenheit des Körpers, mit seiner Konstitution und seinen Funktionen, zu tun: daß also all unsere Organe „im richtigen Verhältnis zueinander stehen und sehr kräftig sind". Aber diese Vollkommenheit ist rein animalischer Natur. Und würde sie auch den höchsten Grad erreichen, so würde dieser doch nur „darin bestehen, eine schwere Last zu tragen oder einen starken Knochen zu zerbrechen u. dgl., bei welcher Art für den Leib nur ein geringer, für die Seele aber keinerlei Nutzen sich ergäbe" (MN III, 54).

Die dritte Art ist die Vollkommenheit der Tugenden. Sie besteht darin, „daß die Sitten dieses Individuums die denkbar vorzüglichste Stufe erreichen". Alle sittlichen Eigenschaften aber betreffen nur das Verhältnis des Menschen zu seinen Mitmenschen, sind also nicht Selbstzweck. Bliebe nämlich der Mensch allein und hätte nichts mit anderen zu tun, „dann blieben alle seine guten Charaktereigenschaften unnötig und zwecklos und machten ihn nicht vollkommener. In der Tat bedarf er ihrer nur und empfängt er einen Nutzen von ihnen nur im Verkehr mit anderen Menschen" (MN III, 54).

Die vierte Art ist die wahre menschliche Vollkommenheit. Hier erlangt der Mensch „die geistigen Vorzüge", um zur Erkenntnis „der wirklichen Dinge" zu kommen. Durch sie erst wird „der Mensch Mensch"! Weder Besitz noch Gesundheit noch Tugend sind zu rühmen, sondern allein „die Erkenntnis Gottes, in der die wahre Wissenschaft besteht" (MN III, 54).

Mit diesen Stufen der Vollkommenheit in Einklang stehen nun auch „die Stufen des Wissens", die als Pilgerfahrt zu Gott dargestellt werden und als Einzug in den Königspalast.

Auch hier dominiert eine klare Rangordnung: Wenn du die Naturwissenschaften verstehst, bist du bereits im Vorhof des Hauses; wenn du die Metaphysik beherrschst, bist du im Hause selbst. „Dies ist die Stufe der Weisen." Wer ganz Gott ergeben lebt, der hat „die Stufe der Propheten" erreicht (MN III, 51).

Im „Gleichnis vom Königspalast" werden demnach sechs Stufen unterschieden: 1. die Menschen außerhalb der Stadt (das sind Lebewesen ohne Vernunft); 2. Menschen in der Stadt, die dem Palast noch den Rücken zukehren (die noch im Irrtum befangen sind); 3. Leute, die schon den Eingang suchen (z.B. Talmudgelehrte ohne Grundlagen); 4. Gelehrte im Vorhof (Mathematiker und Naturforscher); 5. Leute im Inneren des Palastes (Theologen); 6. Menschen im Gemache des Königs (das sind die Propheten).

Wesen des Prophetentums

Die Prophetie ist zunächst ihrem Wesen nach „eine Emanation, die aus Gott vermittels des tätigen Verstandes zuerst auf die Verstandeskraft und danach auf die Einbildungskraft emaniert" (MN II, 36). Da aber der Mensch seiner Natur nach auf Gesellschaft angewiesen ist, ist der Prophet nicht nur Philosoph und

Seher, sondern auch Lehrer und Politiker. Der Prophet wird damit zum Stifter des idealen Staates (vgl. Strauss 1935, 87–122).

Die ursprüngliche Glaubensform entspricht denn auch dem Glauben der Propheten, die primär und elementar orientiert waren, ehe dieser Glaube von der Theologie auf sekundäre Glaubenshaltungen abgeleitet wird, auf dogmatische Thesen. Prophetie ist zwar eine naturgegebene Potenz, eine „in der menschlichen Natur veranlagte Vollkommenheit". Erreicht wird sie aber nur von einem in sich wohlgeordneten Wesen. Wer seine Existenz – leiblich, seelisch, geistig – zu optimieren vermag, der erlangt „die Stufe des Propheten" (MN II, 36). „... und nun sitzen sie da, freudig, heiteren Herzens und einsam. Denn die Prophetie kommt nicht aus Trübsinn und nicht aus Trägheit, sondern aus Freude. Darum zieht den Prophetenjüngern Harfe, Pauke, Flöte und Leier voran, und sie leben nach Prophetenart" (Glatzer 1966, 46).

Wissen und Glauben kommen auch unter diesem Aspekt bei Maimonides zu einer erstaunlichen Synthese. In der Frage der Weltschöpfung verteidigt er seinen Glauben gegen die aristotelische Lehre von der Weltewigkeit. Beim Problem der Theodizee rechtfertigt er die Übel von seiner Idee eines harmonischen Gesamtbaus der Welt aus. Mit seiner Deutung der Vorsehung vermittelt er zwischen der allgemeinen Ordnung der Dinge (bei Aristoteles) und der individuellen Fürsorge (nach jüdischer Tradition). In der Frage der Prophetie grenzt er sich von allem Intellektualismus und gründet sich auf die reine Offenbarungslehre, wie sie nicht zuletzt in seinen Gedanken von der messianischen Zeit zum Ausdruck kommt.

Die messianische Zeit

Für Maimonides ist die messianische Zeit weder die kommende Endzeit noch eine apokylaptische Träumerei, sondern eine philosophische Lebensform, die in dieser Welt schon erstrebt wird. „Denke nicht, daß in der Zeit des Gesalbten etwas von der Weltordnung aufgegeben wird oder daß ein Neues ins Schöpfungswerk eintritt. Nein – die Weltordnung bleibt, wie sie war."*

Die messianische Endzeit wird so zum Modell für die philosophisch orientierte Lebensform. auch in dieser Hinsicht liegen Tugend und Gesundheit auf einer Linie (wie in einem eigenen Kapitel über die Physiologie der Tugenden zu zeigen sein wird):

Maimonides geht zunächst ausführlich ein auf die Irrlehren über das Messianische Reich:

1. Das Paradies sei eine Stätte, wo ohne körperliche Mühsal und Plackerei gegessen und getrunken werde. Maimonides macht sich lustig über die Art und Weise, wie die „dummen, närrischen und ausschweifenden Araber" sich das

* Die Texte über die messianische Endzeit-Erwartung sind unter dem Titel „The Days of the Messiah" gesammelt in: Ethical Writings of Maimonides (Ed. R. L. Weiss), New York 1975, p. 165–182.

Paradies vorstellen: „daß man gut esse und trinke, seine Kleider in Linnen und Purpur trage, in elfenbeinernen Palästen, umgeben von schönen Mädchen, wohne und mit Geschirren von Gold und Silber sich bedienen lasse und dergleichen mehr“ (MT 491).

2. Andere glauben, in den Tagen des Messias würden alle Menschen ewige Könige sein von ragendem Wuchs, und in alle Ewigkeit die ganze Welt besiedeln. Die Erde werde dann gewebte Kleider und gebackenes Brot hervorbringen, und ähnlicher Unsinn.
3. Andere wiederum glauben an eine Auferstehung der Toten, wie wenn dann alle wieder essen und trinken und nie mehr sterben würden.
4. Wieder andere erwarten vom Massias den leiblichen Frieden auf Erden, das Erreichen alles irdischen Verlangens, stetige Gesundheit des Leibes und so.
5. Die meisten aber sehen dann die Tage des Messias gekommen, wenn die Toten auferstehen, ins Paradies kommen, dort essen und trinken, um gesund zu sein in alle Ewigkeit.

Solche Fragen werden immer wieder von den Toren gestellt werden. Der Weise aber schweigt dazu. Er wird nur lernen, um die Weisheit Gottes selbst zu erkennen und Seine Wahrheit (Glatzer 1966, 166–171).

Mehrere Namen würden dieser kommenden Welt allegorisch zugelegt werden, so. „Gottesberg, heiliger Ort, der heilige Weg, die Höfe Gottes, die Liebe Gottes, das Zelt Gottes, der Palast Gottes, die Pforte Gottes“. Und die Weisen unter uns nannten jene den Frommen vorbehaltene Glückseligkeit einfach „die Mahlzeit“. Sonst aber werde sie einfach genannt: „die zukünftige Welt“ (MT 491). Über diese Endzeit hat sich Maimonides in „Mischne Tora“ noch einmal zusammenfassend wie folgt geäußert (Glatzer 1966, 179/80):

„Die Weisen und Propheten begehrten nicht die Zeiten des Messias, damit Israel alle Welt beherrsche oder die Heiden unterwerfe oder von allen Völkern gepriesen werde, auch nicht, damit das Volk esse, trinke und jubiliere. Sie hofften vielmehr, dann endlich frei zu werden, um sich dem Gesetze und seiner Weisheit zu widmen, ohne von jemandem unterdrückt oder gestört zu werden, und dadurch des Lebens der kommenden Welt würdig zu sein. In jener Zeit aber wird es keinen Hunger mehr geben, keinen Krieg, nicht Eifersucht noch Streit. Denn das Gute wird reichlich strömen, und alle Wonnen werden wie Staub wimmeln. Die ganze Welt wird nur noch von einem Wunsche beseelt sein: Gott zu erkennen. Das Volk wird sehr weise sein; es wird um Dinge wissen, die jetzt noch verborgen sind. Es wird seinen Schöpfer begreifen, so weit dies dem menschlichen Verstand möglich ist. Denn es steht geschrieben (Jes. 11, 9): Die Erde wird so voll des Wissens um den Herrn sein, wie Wasser die Tiefen des Meeres bedecken.“

IV. Grundzüge einer Krankheitslehre

1. Konzept einer Theoretischen Pathologie

Die Einführung des Maimonides in eine Theoretische Pathologie ist abenteuerlich genug, wie folgende Geschichte beschreibt: Eines Tages wurde Maimonides von seinen arabischen wie jüdischen Schülern gefragt, ob das Ende des Lebens des Menschen in dieser Welt auf einen bestimmten Termin festgesetzt sei oder nicht. Das Fragespiel und die Antwort des Meisters, das sogenannte „Responsum", hat uns sein jüdischer Schüler Joseph ben Jehuda im einzelnen wie folgt überliefert:

Die erste Frage an den Meister lautete: ob wohl das Ende des Lebens auf einen bestimmten Termin festgelegt sei, und er antwortete darauf: „Bei uns Juden gibt es keinen vorherbestimmten Endtermin des Lebens. Das Lebewesen existiert vielmehr so lange, wie Ersatz geleistet wird für das, was sich auflöst von seiner substantiellen Feuchtigkeit und diese in ihrem Zustand unverdorben verbleibt, so wie Galen gesagt hat: Die Ursache des Todes ist das Verderben des Gleichgewichts der angeborenen Wärme" (Weil 1953, 10).

Das Problem wird alsdann in einer Alternativform wiederholt: Wenn ein Mensch nicht vorsichtig in seiner Lebensweise ist und wenn er sich angesichts der einschneidenden Wechselverhältnisse des Daseins nicht rüstet, Gegenmaßnahmen gegen diese Ereignisse zu ergreifen, um sie abzuwehren, dann bleibt er nicht lange am Leben. Wenn er aber Gegenmaßnahmen ergreift und sich rüstet, um Widerstand zu leisten, bleibt er weiter leben, und es dauert sein Leben länger, als es gedauert hätte, wenn er nicht vorsichtig gewesen wäre und er keine Maßnahmen ergriffen hätte (l.c. 16).

Das aber bedeutet eindeutig – im Gegensatz zu Vertretern des orthodoxen Islam –, daß der Mensch sich vor Unfällen und Leiden schützen kann, um an sein „natürliches Lebensende" (al-'umr-aṭ-ṭabī'ī) zu gelangen. Daraus geht nun hervor, daß Unfälle, die einen vorzeitigen Tod herbeiführen, nicht durch Gott zugefügt sein müssen – eine eindeutige Absage an fatalistische Argumentationen bestimmter islamischer Schulen.

Als Argument für seine eigene Auffassung bedient sich Maimonides einer zweifachen Beweisführung. Die erste nennt er den „religionsgesetzlichen Beweis"; den zweiten entnimmt er aus den Gesetzlichkeiten der Natur. Die ersteren Argumente kommen aus den Heiligen Schriften, wo es heißt:

1. Wer ein Haus baut, soll ein Geländer um sein Dach machen, damit keiner herunterfällt (Deut. 22, 8).
2. Als Schutz vor dem Bluträcher soll jedem eine sichere Zufluchtsstätte gewährt werden (Num. 35, 11).
3. Ein Verlobter soll nicht ins Feld ziehen, da er dort sterben könnte und ein anderer die Braut heimführte (Deut. 20, 7).
4. Gott hat Ninive verziehen, da seine Bewohner reuig wurden und Buße taten (Jona 3, 5).
5. Gottesfurcht vermehrt die Tage, die Jahre der Frevler aber werden verkürzt (Prov. 10, 27).

Daß unser Leben letztlich in Gottes Hand liegt, wird mit einer Stelle bei Jesaja (38, 12) betont, wo wir die Klage des Hiskia hören: „Meine Zeit ist dahin, ist von mir aufgeräumt wie eines Hirten Hütte. Und reiße mein Leben ab, wie ein Weber des Faden. Er sauget mich dürre aus. Du machest es mit mir ein Ende, den Tag vor dem Abend."

Die zweite Kette der Beweisführung entnimmt Maimonides der traditionellen humoralpathologischen Auffassung, wonach ein Mensch nur im Gleichgewicht seiner Säfte und Kräfte und Temperamente zu leben vermag. Auch unter diesen Kriterien wird behauptet, daß der Mensch prinzipiell verantwortlich ist für seine Gesundheit. Er ist durchaus in der Lage, Einfluß zu nehmen auf die Dauer seines Lebens.

Das Leben wird hier mit einem vielfach gefährdeten Licht in einer Lampe verglichen, das zu wenig Luft bekommt oder im Öl erstickt, das im Rauch oder Wind steht, oder das Öl fließt aus, oder ein Gefäß wird darüber gestülpt, und was sonst alles noch mit einer Lampe passieren kann. Ein solches Licht ist daher sorgfältig zu hüten bis zum natürlichen Erlöschen der Lebensflamme.

„In diesem Sinne" – so schließt Maimonides – „spreche ich aus, was schon Ärzte, Philosophen und Moralisten vor der islamischen Lehre behauptet haben: Der Mensch kann aus sich selber sein Leben verlängern oder verkürzen." Entscheidend wird für ihn auch hier die Stelle bei Jesaja (38, 5), wo der Herr zu Hiskia spricht: „Ich habe dein Gebet gehört; ich habe deine Tränen gesehen, und so füge ich zu deinen Tagen fünfzehn Jahre hinzu." Die so lebendig geführte Diskussion des Meisters mit seinen jüdischen und islamischen Schülern lehrt aber noch ein Weiteres, das über die bloß medizintheoretisch geführte Argumentation weit hinausgeht. Maimonides will nämlich zeigen, daß Religion für uns alle einfach „Anordnung" bedeutet, das heißt: Lebensunterweisung, Gesetz und Sitte. Das ganze Leben ist somit religiös gefärbt, nichts darin ist profan, auch nicht – und schon gar nicht – die Lehre von den Krankheiten und damit die ganze Heilkunst.

In diesem spirituellen Gedankengang allein kann nun auch Maimūnis „Pathologie" im engeren Sinne vorgetragen werden.

2. Physiologische Fundierung einer Allgemeinen Pathologie

Von einer Allgemeinen Pathologie kann bei Maimonides keine Rede sein, ehe nicht die physiologischen Voraussetzungen menschlicher Existenz erkannt und geklärt sind. Im Einklang mit der griechisch-arabischen Tradition sind auch hier Anatomie und Physiologie die Basis der Krankheitslehre.

In seinen Medizinischen Aphorismen vor allem hat Maimonides sehr systematisch die Prinzipien einer Allgemeinen Krankheitslehre behandelt: basierend auf Anatomie und Physiologie, ausgreifend auf alle Bereiche der Therapeutik, von der Diätetik über die Arzneimittellehre bis zur Chirurgie.

Vom „logos" der „physis" ausgehend, begegnet Maimonides zunächst einmal der schon angedeuteten aristotelischen Differenzierung von Materie und Form. Krankhaftes Leben kann nur in seiner materiellen Substanz in Erscheinung treten. „Die Materie ist eine mächtige Scheidewand und ein Vorhang, der uns hindert, das stofflose Vernunftwesen zu erkennen" (MN III, 9). Wir bleiben - „wegen der trüben Materie, die in uns ist" - verhangen und gefangen in der Dinglichkeit dieser Welt; wir leiden auch darunter und nur daran.

Begegnen uns die Stoffe als Wand, wohl auch als Gewandung, so geschieht die Vorstellung alles Ideellen durch die Form: Unser Essen und Trinken hingegen, Beischlaf ebenso wie Zorn und jedes Laster wird durch die Materie verursacht, die eben Ursache allen Übels ist.

Das Übel in der Welt hat zeitlebens des Maimonides Interesse gefunden. Es zu bekämpfen oder zu beseitigen, dient der Verwirklichung göttlicher Absicht, die ja in der Harmonie der Welt und ihrer Geschöpfe liegt. Zu diesen Übeln gehören auch die Krankheiten, die Leib und Leben betreffen. Das leibliche Leben aber gilt Maimonides als höchster irdischer Wert. Wir haben alles zu tun, es zu erhalten, zu stilisieren und bei Fehlhaltungen zu korrigieren. Sein „logos" von „pathos" wäre denn auch kaum zu verstehen ohne seine übergeordnete Lehre vom „Übel in der Welt".

Maimonides beharrt darauf, daß das Übel nur negativ interpretiert werden kann, als „Privation" eines Seienden, als die Störung der von Gott gewollten Harmonie der Schöpfung. Von daher erhält nun auch die Heilkunst die Aufgabe, den Kampf gegen Krankheit und Not aufzunehmen, um mitzuwirken an der Verwirklichung der göttlichen Absicht. Vermeidung und Krankheit wie auch Erhaltung der Gesundheit werden expressis verbis zu einer religiösen Pflicht.

Grundlagen der Physiologie

Die physiologische Konstitution des Menschen ergibt sich aus der Mischung der vier Elemente: Erde, Wasser, Feuer und Luft. Mit dieser elementaren Disposition sind die vier Grundqualitäten gegeben: Wärme, Kälte, Feuchtigkeit, Trockenheit. Vermittelt wird das organismische System durch die vier Säfte (humores): Blut, Schleim, Galle und Schwarzgalle. Jeder Körper hat von Geburt an eine eigene Mischung aus Elementen, Säften und Qualitäten. Von ihrer Güte hängt Gesundheit ab; Fehlmischungen machen krank.

„Diese vier Körper, nämlich Feuer, Luft, Wasser und Erde, sind die Elemente aller irdischen Geschöpfe, sowohl der Menschen als der Tiere, des Geflügels, des Gewürms, der Wassertiere, der Vegetabilien, der Metalle, der Edelsteine und Perlen, der Bausteine, der Gebirge und Erdschollen, deren Substanzen sämtlich den vier Elementen entnommen sind“ (MT 73). Feuer und Luft haben dabei eine „Schwungkraft von der Erde ab nach oben“, Wasser und Erde hingegen besitzen „Schwer- und Senkkraft vom Horizonte bis zur tiefsten Tiefe“ (MT 73).

Bedingt durch den Umkreis der Sphären verwandeln sich die Elemente untereinander täglich und stündlich: „Nicht alle Lebewesen, die sich auflösen, gehen gleich bei der Auflösung unmittelbar in die vier Elemente zurück, sondern von der Auflösung an gehen viele Verwandlungen und Übergänge vor, bis sie in die Elemente überzugehen fähig sind. Es ist daraus zu ersehen, daß alle Gegenstände sich wie in einem Kreise ewiglich bewegen“ (MT 77).

Grundbegriff dieser Säftemischung und -verwandlung im Organismus ist die „angeborene Wärme“ (emphyton thermon). Dem Körper wohnt als belebendes Prinzip seine ursprüngliche Wärme ein. Sie hat ihren Sitz im Blut. Die im Magen und im Darm verdaute Nahrung wird – so schon Galen – in der Leber zu Blut bereitet. Von der Leber gelangt das Blut zum Herzen, wo es in der rechten Kammer gereinigt wird. Die unbrauchbaren Bestandteile werden verbrannt und als Ruß durch die Lunge nach außen abgeführt; die brauchbaren Teile gelangen über die Arterien in den Organismus. Was in diesem Prozeß an Wärme verlorengeht, muß durch Nahrung und Atemluft wieder ersetzt werden.

Eine dominierende Rolle spielt in diesem System die Substanz der Feuchtigkeit. Jedes Lebewesen besteht im humoralen Fluidum aus dem männlichen Samen und dem weiblichen Blut. Das Ergebnis der beiden, qualitativ jeweils verschieden gemischte Samenteile, behält eine gewisse Feuchtigkeit, welche die Substanz des Körpers bildet. Ein bestimmtes Minimum der substantiellen Feuchtigkeit ist für die Erhaltung des Lebens unbedingt notwendig. Unter Einwirkung äußerer oder innerer Faktoren löst sich die Feuchtigkeit auf, oder sie verdirbt. Die Feuchte ist in der Tat ein Lebenselement: Wir stehen einfach im Saft!

Zu verstehen ist eine lebendige Organisation aber erst, wenn man das „Pneuma“ als Lebensprinzip hinzunimmt. Das Pneuma (arabisch: arwah) gilt als oberstes Prinzip der im Organismus waltenden Funktionen und ist damit „der Träger der Seele“. Die „Materie“ dieses Pneumas ist ein in der Atemluft enthaltener luftförmiger Feinstoff; er wird mit dem Atmen in die Lunge aufgenommen und gelangt über die Venen in die linke Herzkammer, von wo aus er durch die Arterien in den Körper gelangt. Leber und Venen liefern das „natürliche Pneuma“ (spiritus naturalis), Herz und Arterien das „Lebenspneuma“ (spiritus animalis), Gehirn und Nerven das „Seelenpneuma“ (spiritus vitalis). Dieses wird in den Gehirnventrikeln aus dem mit den Arterien in das Gehirn gelangenden Pneuma bereitet und durch die Nerven den verschiedenen Organen zugeführt und so in den gesamten Organismus weitergeleitet.

Die rechte Kammer der beiden Herzkammern soll dabei der Funktion der Lunge, dem Organ der Respiration, dienen (MA I, 53). Aufsehen erregen mußte auch eine Stelle, wo Maimonides von der Blutbewegung in einer Richtung spricht, gleich der Bewegung eines geworfenen Balles, so daß das Blut in einem kompletten Kreislauf (a complete revolution) erscheint (MA IV, 44). Maimonides erwähnt an mehreren Stellen die Verzweigung kleinster Gefäße, der Kapillaren, kennt also offensichtlich die Anastomosen zwischen Arterien und Venen (MA VIII, 57; 62).

An dieser Stelle kommt abermals eine Auseinandersetzung mit dem sonst hochgeachteten und vielbenutzten Galen zur Sprache. Galen ist in seinen Augen zweifellos ein großartiger Kenner der theoretischen wie praktischen Medizin; aber schon bei seinen Diskussionen mit der aristotelischen Naturphilosophie würde es hapern, und Galen scheitert nach Ansicht des Maimonides völlig, wenn er mit metaphysischen Fragen konfrontiert wird (MA XXV). Galen zeigt sich demnach unwissend in allen Dingen, von denen er redet, außer in jenen Bereichen der Medizin, in denen er unbestritten der Experte ist.

Während Galen etwa die drei Hauptorgane - Herz, Hirn, Leber - in den Mittelpunkt seiner Physiologie stellt, beharrt Maimonides auf dem Standpunkt des Aristoteles, wonach es nur ein Zentralorgan gäbe, nämlich das Herz, von dem aus alle Kräfte in den Organismus strömten. Diese Theorie aber sei die wahre; sie allein sei logisch: „Und so sendet das Herz seine spezifischen Lebenskräfte in jedes Organ" (MA XXV, 70).

Das Herz bleibt für Maimonides zunächst ein Wort mit mehreren Bedeutungen. Es ist der Name des Organs, in dem sich das Lebensprinzip befindet; es gilt als die Mitte jedes Dinges, analog der Mitte im Leibe. Es wird zum Symbol für Denken, Wollen, Planen; es ist die Bezeichnung für die Vernunft (MN I, 39). Das Herz befindet sich in der Mitte des Organismus und ist von allen untergeordneten Organen umgeben, „damit ihm der Nutzen von ihnen allen zukomme, indem sie es schützen und bergen, auf daß es von der Außenwelt her nicht leicht Schaden nehme" (MN I, 72).

Auf die reichhaltige Differenzierung innerhalb des Organismus wird des weiteren aufmerksam gemacht, so besonders auf die Unterschiede zwischen Haupt- und Nebenorganen. So findet man keinen, dessen Leber zehnmal so groß wäre wie die eines anderen, wohl aber solche, die einen zehnmal größeren Bart haben. Aus der unterschiedlichen Mischung der Säfte entstehen Krankheiten „wie Krätze, Räude, Furunkel oder schwere Leiden und Wunden, wie Krebs, Aussatz und Knochenfraß, so daß die Form eines oder mehrerer Organe zugrundegeht" (MN I, 72).

Im humoralen Fließgleichgewicht der Säfte und Kräfte erscheint nunmehr auch des Menschen Sinnesausstattung. Anatomie und Physiologie stehen hier in einem besonders engen Konnex mit pathologischen Grundvorstellungen. Ein besonders schönes Beispiel hierfür bietet das Sehvermögen: „Die Flüssigkeiten, die Häute und Nerven des Auges sind das Vollendetste, das man kennt, und bei all diesen Einzelheiten hatte Gott den Zweck des Sehvermögens vor Augen. Kann sich nun ein Verständiger vorstellen, daß diese kunstvolle Einrichtung durch Zufall entsteht? Nimmermehr!“ (MN III, 19).

Die kunstvollen Einrichtungen dieses Organs werden dann sogleich weiter erklärt: „Das Loch in der Netzhaut und die Durchsichtigkeit der Hornhaut dienen dazu, daß der Sehgeist durchdringen könne, um das wahrzunehmen, was es wahrnimmt“ (MN III, 25).

Unter dem Primat der Physiologie werden auch scheinbar rein morphologische Substrate wie das Gehirn, die Nerven oder die Muskeln vorgestellt. Das Gehirn ist in seinem vorderen Teil sehr weich und wird nach rückwärts härter; das Rückenmark ist bereits härter und verhärtet sich immer stärker. Aus ihm sprossen die Nerven als Organe der Sinneswahrnehmung und der Bewegung hervor. Von den Nerven gehen Fäden aus, an die sich das Fleisch ansetzt, so daß sie schließlich zu Muskeln werden. Ein Nerv, der aus dem Muskelende hervorgeht, verdickt sich und bildet Sehnen aus; die Sehnen schließen sich an den Knochen an. Jetzt erst kann der Nerv das Glied bewegen (MN III, 32).

An dieser Stelle beruft Maimonides sich ausdrücklich auf die physiologische Grundschrift „De usu partium“ des Galen, wobei er die Wunder an Gottes Vorsorge für jedes Lebewesen betont. „Da es bei der Geburt überaus zart ist und keine trockene Speise einnehmen könnte, sind Brüste, die Milch erzeugen, für es vorbereitet, damit es flüssige Speise, die der Mischung seiner Glieder verwandt ist, einnehmen kann, bis seine Glieder allmählich, in stufenweise Folge, trocken und hart werden“ (Glatzer 1966, 67).

Alle Organe aber sind Werkzeuge der verschiedenen Tätigkeiten der Seele. Die inneren Organe dienen dem Fortbestand des Individuums, die Zeugungsorgane dem Fortbestand der Art. Andere dienen der Wahrnehmung, der Bewegung, oder sie unterstützen die handwerklichen Tätigkeiten (für Nahrung, Kleidung, Wohnen oder sonstige Künste) (MN I, 46).

Alles in allem aber hat sich Maimonides in seinen medizinischen Werken und in deren Kernstück, der Krankheitslehre, bemüht, die gesicherten Erkenntnisse der Naturwissenschaften seiner Zeit zu akzeptieren, ohne damit die geheiligten Güter der eigenen Tradition preisgeben zu müssen. Er hat sich nicht gescheut, Kritik an überlieferten Quellen zu üben, und hat eigene Erfahrungen jeweils in den Vordergrund gerückt. Nicht zuletzt war er darauf bedacht, sein Wissen weiterzugeben an einen wachsenden Kreis seiner jüdischen wie arabischen Schüler.

„Ait Moses“ – so lesen wir: „Bei der Schulung der Ärzte hat man gleichermaßen auf die geistigen, animalischen und natürlichen Kräfte (Virtutes spirituales, animales, naturales) zu achten. Hier kommt alles an auf die möglichste Harmonie der verschiedensten Funktionskreise.“ Aus diesem Grunde müsse man die „Natur“ denn auch als einen höchst komplexen Begriff erfassen, der die verschiedensten Einzelaspekte einbeschließt (MA VI, 94).

Bevor man sich freilich den geistigen Dingen zuwende, solle man die körperlichen Voraussetzungen geschaffen haben und möglichst optimal erhalten. Dazu in erster Linie dienen die Prinzipien einer Allgemeinen Krankheitslehre, denen wir uns nunmehr konkreter zuwenden können.

3. Prinzipien einer Allgemeinen Krankheitslehre

Die pathologischen Grundbegriffe lassen sich - wie wir sahen - lediglich aus den physiologischen Grundfunktionen erklären: aus Feuchtigkeit, Wärme und Pneuma. „Die Ursache des Todes ist das Verderben des Gleichgewichts der angeborenen Wärme" (Weil 1953, 10) - heißt es etwa lapidar. Pathologie wäre demnach - alle diese Aspekte zusammenfassend - die Lehre vom Verlust der natürlichen Gleichgewichts-Systeme im Organismus. Die Ursachen des Gleichgewichtsverlustes werden nunmehr im einzelnen erläutert:

Infolge einer schlechten Mischung der Säfte kann das Organsystem der Wärme - Gehirn, Herz, Leber - verdorben werden. Oder aber die bewegende Kraft (pneuma) kann bei einer Verstopfung des Blutflusses zum Gehirn hin nicht bis zur Brust durchstoßen, so daß die Luft nicht bis zum Herzen vordringt und die eingepflanzte Wärme (calor innatus) erlischt.

Auch bei einer Verstopfung der Adern der Leber gelangt die Wärme nicht zur Leber, die infolgedessen erkaltet. Was die Qualität der Wärme betrifft, so kann sie zu stark sein, wie im Fieberanfall, oder auch zu kalt, was Erfrieren, Halblähmung oder ähnliche „kalte Krankheiten" bedingt. Ebenso führt ein Zuviel oder Zuwenig an Säftequantität zum Verlust des Gleichgewichts. All das sind Ursachen, welche die eingepflanzte Wärme von innen in Bewegung versetzen. Schwäche des Magens, des Blutsystems, der Muskulatur wie überhaupt die Schwächung der physischen und psychischen Organe haben somit die Ursache in einer schlechten Mischung der Säfte (Dyskrasie). Die schlechte Konstitution einzelner Organe wirkt sich darüber hinaus unmittelbar aus auf das ganze System (MA VIII, 44/45).

Die medizinischen Argumente des Maimonides beruhen somit durchgehend auf den physiologischen Grundlagen der zeitgenössischen Humoralpathologie. Danach können innere oder äußere Ursachen das Gleichgewicht der angeborenen Wärme verderben. An inneren Ursachen werden aufgeführt: 1. das Verderben des Organs der angeborenen Wärme; 2. die qualitative Veränderung der Wärme; 3. die quantitative Abnormität der Wärme.

Die Störung des Gleichgewichts von außen hat folgende Ursachen: 1. die eingepflanzte Wärme wird herausgetrieben; 2. sie kehrt sich nach innen um; 3. infolge des Überfülltseins des Körpers mit anderen Stoffen; 4. Mangel oder Abschneiden der Respiration; 5. Verderbnis der Substanz der Wärme; 6. Verderben ihrer Qualität.

Hierzu werden nun einzelne Ausführungen gemacht:

ad 1) Die Austreibung der eingepflanzten Wärme kann eintreten durch plötzliche starke Freude. Das geschieht ähnlich wie dem Feuer eine Lampe, wenn ein starker Wind darüber bläst und es auslöscht. Auch kann dies bei einer schweren Verwundung geschehen, wenn Blutgefäße zerschnitten werden und die natürliche Wärme erlischt. Oft auch geschieht etwas ähnliches wie bei einer Lampe, wenn das Öl aus ihr herausläuft und ihr den Lebensstoff abschneidet.

ad 2) Die natürliche Wärme kann sich nach innen kehren, so bei Angst oder plötzlichem Schrecken. Die Wärme stößt dann ins Innere vor, wird unterdrückt, so daß sie erlischt und infolgedessen plötzlich der Tod eintritt.

ad 3) Das Überfülltsein mit Wärme geschieht so, wie wenn die Höhlungen des Körpers mit Wasser überfüllt würden. Dann wird das Atmen unmöglich; die natürliche Wärme erstickt, und der Tod tritt ein. Ähnliches stößt dem Feuer einer Lampe zu, wenn die Fettmasse in ihr infolge der Übermenge des Öls zuviel wird und so das Feuer erlischt.

ad 4) Bei Mangel an Respiration tritt der Tod ein, weil die Luft verhindert wird, in die Lunge einzutreten. Dann häufen sich nämlich die rauchigen Abfallstoffe im Herzen derart, daß die natürliche Wärme erlischt. Dies passiert auch dem Licht einer Lampe, wenn ein dicht abschließendes Gefäß über sie gestülpt wird; dann häuft sich der Rauch an, und die Flamme erlischt.

ad 5) Die Substanz der Wärme kann auf vielfache Weise verdorben werden: einmal beim Einatmen kalter Luft, mit der schädliche Gase gemischt sind. So sind viele Menschen plötzlich gestorben, weil sie in Kloaken oder Brunnen gestiegen sind, die in Fäulnis übergegangen waren. Ferner tritt Verderbnis der Substanz durch Stechen oder Beißen giftiger Tiere ein. Dann fließt das Gift in den Körper, verbreitert sich dort und verdirbt die Substanz der natürlichen Wärme.

ad 6) Schließlich kann die Qualität verdorben werden, einmal, wenn sie besonders stark erhitzt wird, wie wenn einer sich im heißen Bad oder zu starker Sonne aufhält; zweitens, wenn sie zu stark abgekühlt wird, wie bei Reisen in großer Kälte oder wenn Schnee fällt. Dann tritt der Tod ein infolge des Erlöschens der natürlichen Wärme. Das passiert auch der Lampe, wenn sie in große Hitze oder extreme Kälte kommt und dann einfach erlischt.

Vom Wesen der Krankheit

Der Gedankengang vom Gleichgewichtsverlust als dem Kriterium pathologischer Vorgänge wird dann ein weiteres Mal aufgenommen und führt über die ätiologische Beweisführung zu einer systematischen Krankheitslehre.

Maimonides rechnet – wie bereits ausgeführt – die Krankheiten zu den allgemeinen Übeln, von denen er drei unterscheidet:

1. angeborene oder durch äußerliche Faktoren hervorgerufene körperliche Gebrechen und Krankheiten (erbbedingt oder umweltbezogen);
2. das aus dem Handeln anderer Menschen entstehende Unglück (soziale Faktoren);
3. Schädigungen aufgrund eigener Verhaltensweisen (individuelle Faktoren).

Gehen wir diesen pathogenetischen Prinzipien einmal im einzelnen nach:

ad 1) „Die erste Gattung der Übel ist die, welche dem Menschen von seiten der werdenden und vergehenden Natur her begegnen, also insofern er Materie besitzt. Auf diese Weise erlangen manche Menschen schwere Gebrechen oder Zerstörungen der Organe von Geburt an oder - neu hinzukommend - durch Veränderungen, welche die Elemente selbst erleiden: durch verdorbene Luft, durch übermächtige Blitze oder durch Einsinken von Gegenden" (Glatzer 1966, 85). Übel dieser Gattung freilich seien sehr selten. Die meisten Menschen werden bei bester Gesundheit geboren; die Geburt eines Gebrechlichen ist eine seltene Ausnahme. Ein Organ, das von Geburt an in schlechter Verfassung sei, könne zwar durch eine vernünftige Lebensführung so weit ausgeglichen werden, daß es zu einer gewissen Gesundheit gebracht wird; es wird aber niemals zu außergewöhnlichen geistigen und sittlichen Leistungen befähigt sein. Liegt aber seine Krankheit in seiner Substanz, ist also materiell bedingt, so gibt es kein Mittel dafür (MN II, 36).

ad 2) „Die zweite Gattung der Übel ist die, welche dem Menschen, einem vom anderen her, widerfahren." Die Gründe sind vielfältig: Gewalt, Arglist, Mord, Kriege. „Wohl erfaßt in großen Kriegen diese Gattung des Übels viele Menschen; aber selbst dies geschieht nicht sehr häufig auf der ganzen Erde."

ad 3) „Die dritte Gattung der Übel ist die, welche jeglichen Menschen aus seinem eigenen Willen zu treffen vermag. Dies kommt am häufigsten vor" (Glatzer 1966, 87). Schuld daran sind: zuviel Begier nach Speise, Trank und Begattung; eine unqualifizierte Nahrung (als Hauptgrund für alle Krankheiten, die körperlichen wie die seelischen); die grundsätzlich schlechte Lebensordnung, die wir uns im Grunde selber „verordnet" haben (da die Eigenschaften der Seele nun einmal mit der Anlage des Körpers zusammenhängen).

Diesem pathogenetischen Schema entspricht durchaus die Ursachenlehre der Übel unter philosophischem Aspekt. Übel existieren nämlich:

1. von seiten der Natur als Werden und Vergehen (genetisch);
2. als Übel, „welches den Menschen von anderen Menschen widerfährt" (sozial), und
3. Übel, die aus unseren Handlungen selbst entspringen (individuell), gleichsam selbstgemachte Krankheiten sind, so wie man dies lesen kann bei Mal. 1, 9: „Von eurer Hand ist euch dies geworden!" (MN III, 12).

Weniger konkret als diese endogene Ursachenlehre erscheint die Verursachung durch äußere Faktoren. Hier begnügt Maimonides sich mit der Aufzählung von Klimaveränderungen, Unfällen oder Naturkatastrophen. Auch würden Krankheiten begünstigt durch Wetterwechsel, Übermaß an Speis und Trank, durch Überarbeitung, zuviel Baden, zuviel oder zuwenig Schlaf (MA III, 69). Wichtig bei alledem sei überdies die Beachtung der Jahreszeiten, des Lebensalters wie auch der jeweiligen Konstitution.

Auch angesichts dieser äußeren Faktoren kommt Maimonides zu einem klaren Schluß: „Wenn sich der Mensch in acht nimmt vor diesen Ursachen, die wir aufgeführt haben, dann raffen die Unfälle ihn nicht hinweg. Der Mensch gelangt vielmehr an das natürliche Lebensende" (Weil 1953, 48).

Zur Lehre von den Entzündungen

„Es gibt zwei verschiedene Typen von Wärme im Organismus. Die eine geht aus der Temperatur des Blutes hervor und ist eine ‚natürliche'. Die andere hat die Kategorie des Fiebers, ist scharf und brennend und wird ‚unnatürliche Wärme' oder ‚akzidentelle Hitze' genannt" (MA III, 49). Mit dieser zweiten Kategorie haben wir es offensichtlich bei den Entzündungen zu tun.

Ist die Kochung in Magen oder Leber unvollständig geblieben, so verlängern sich die Fieber und werden schärfer (MA X, 1). Sind Magen oder Leber durch die Entzündung geschwollen, ist dies für den Kranken höchst fatal (MA X, 71). Unterschieden werden Fieberarten bei: Phthisis, Endokarditis, Hepatitis, Cholangitis, Gastroenteritis, Pleuritis, Peritonitis, Colitis, Pyelitis oder Nephritis (MA X, 60).

Die Perioden der Entzündung lassen sich in vier Stadien unterscheiden: Beginn, Anstieg, Akme und Abklingen. Es ist oft schwierig, die verschiedenen Stadien zu differenzieren und festzustellen, in welchem sich der Patient jeweils befindet (MA XI, 1). Wenn der Urin sich dunkel verfärbt, so sei das in jedem Fall extrem gefährlich. „Ich habe noch keinen Patienten gesehen, der überlebt hat, wenn der Urin schwarz wurde." Auch dunkle Sedimente im sonst klaren Urin weisen auf eine kritische Situation hin (MA V, 15).

Jede Krankheit weist freilich auch zwischen dem Initialstadium und dem Finalstadium eine Intermediärphase auf. Hier gelte es, auf die Resistenz des Patienten zu achten und ihn nicht durch zu starke Medikation zu schwächen. Hier jeweils auf die Reaktion des Kranken zu achten, gehöre einfach zur Supervision des erfahrenen Arztes (MA VIII, 6–10).

Die alten Ärzte bezeichneten die Umwandlung einer Substanz in eine andere als „putrefactio". Ein Beispiel hierfür wäre die Umwandlung von Wein in Weinessig oder auch das Krümeligwerden einer Wunde nach Infektion. Die „modernen" Ärzte hingegen nähmen diesen Begriff für eine innere Schädigung eines Organs, das Gestank produziert (MA XXIII, 109).

Bei solcherart Beschreibung fließt immer wieder auch die persönliche Beobachtung mit ein: „Ich habe des öfteren Leute erlebt mit epileptischen Konvulsionen während einer Unpäßlichkeit des Magens. Dies geschah freilich nach einem Erbrechen oder wenn sie zu warmen Wein getrunken hatten oder nach exzessivem Geschlechtsverkehr, jedenfalls nicht in normalen Situationen" (MA IX, 43).

Auf Beschreibung und Beobachtung legt Maimonides daher den größten Wert: „Vom theoretischen Standpunkt aus gesehen, genügt es bei den meisten Krankheiten, sie genau zu beobachten und exakt zu beschreiben. In therapeutischer Hinsicht jedoch ist die reine Spekulation nicht angemessen; vielmehr ist hier genaueste und getreue Kenntnis über die Krankheiten geboten" (MA VI, 93).

Zur Lehre vom Tod

Wenn sich auf die Dauer eine Krankheit stärker erweist als die Resistenz des Patienten, so ist dessen Tod zu erwarten. Je länger ein solches Kranksein dauert, um so sicherer stehen die Zeichen auf ein fatales Ende (MA VI, 27). In der Regel stirbt der Mensch in der kritischen Endphase einer bekannten Erkrankung, an Phthisis oder Marasmus, oder er stirbt eines plötzlichen Todes ohne vorangegangene Krisis oder auch infolge eines ärztlichen Kunstfehlers (MA III, 101). Die größte Morbidität und Mortalität der Krankheiten begegnet uns im Herbst, die heftigsten Krisen einer Erkrankung ereignen sich in den Abendstunden (MA VIII, 70).

Bei Lebensgefahr ist der ärztliche Eingriff unter allen Umständen erlaubt, selbst wenn er den Sitten zuwiderläuft. „Wenn jemand tödlich erkrankt ist und Ärzte das verordnen, was gesetzlich unerlaubt, so mache man dennoch davon gehörigen Gebrauch, es sei, welches Unerlaubte es wolle, wenn überhaupt nur Lebensgefahr droht“ (MT 93).

Um das Leben möglichst lange gesund zu erhalten, ist zweierlei nötig: Zum einen muß man dem Organismus alles zuführen, was er zu einer optimalen Kondition braucht; zum anderen sollte man ihn reinigen von allem Überflüssigen, was sich im Stoffwechsel auftut. Achten solle man auch darauf, daß die natürliche Schwäche des Alters nicht zu schnell eintritt (MA XVIII, 5). Hier wird der „natürliche Tod“ sehr deutlich unterschieden vom „Greisentod“, bedingt durch das Vorherrschen einer Krankheit.

Beim Alter unterscheidet Maimonides drei Stadien. Das erste ist relativ kurz und betrifft den Zeitraum, wo man mit seinen beruflichen Verpflichtungen kürzer tritt. Im zweiten Stadium nimmt der ältere Mensch seine Lebensführung selbst in die Hand. Im dritten Stadium versucht er so zu leben, daß er seine Kräfte möglichst schont (MA XVII, 35). Je mehr aber die Kräfte des Körpers nachlassen und das Feuer der Leidenschaft erlischt, um so stärker wird der Geist, um so größer die Freude über das Erkannte.

Dies gilt vor allem für das Alter des Weisen, und es trifft besonders zu auf den Tod der Propheten. Mit Alter und Sterben steigert sich bei ihnen die Freude, bis endlich sich die Seele vom Körper im höchsten Augenblick dieses Genusses trennt. Daher heißt es von Moses, Aaron und Mirjam: Sie seien durch den „Gotteskuß“ gestorben, was bedeutet: „daß die drei im Genusse jener Erkenntnis vor übergroßer Liebe gestorben sind“.

Was schließlich die Frage der Auferstehung der Toten angeht, so hat sich Maimonides im Mischne-Kommentar recht naturalistisch geäußert: „Und wisse, daß der Mensch notwendigerweise zu sterben hat, und er wird sich auflösen und zu dem zurückkehren, aus dem er zusammengesetzt war“ (Simon 1986, 214).*

---

* Zur Auferstehung der Toten hat Maimonides sich in einem eigenen Traktat geäußert, der 1191 entstand. Die arabische Fassung galt lange als verloren und konnte erst 1939 auf der Basis von Bruchstücken editiert werden. Eine hebräische Übersetzung war bereits durch Samuel ben Tibbon erfolgt. – Arabische Textausgabe von Joshua Finkel, in: Proceedings of the American Academy for Jewish Research, Vol. IX, 1938–1939, New York 1939).

Auferstehung ist für Maimonides kein wissenschaftliches Thema, weder für die Naturwissenschaft noch für die Metaphysik; sie ist ein reiner Glaubensartikel, der durch noch so viele Argumente nicht konkretisiert werden kann. Auferstehung ist lediglich möglich aus der „Macht Gottes“: Er belebt, wann Er will und wen Er will!

Auch in diesen Punkten seiner Krankheitslehre sucht Maimonides zu vermitteln zwischen a) naturalistischer Auffassung der Entstehung von Krankheiten (auf der Basis antiker Humoralpathologie) und b) religionsphilosophischen Vorstellungen von „Lohn“ und „Strafe“ bei gesund und krank (in der Tradition des Talmud).

Maimonides ist in seinen Ausarbeitungen zu einer Krankheitslehre ausgegangen von den naturalistischen Theorien der griechisch-arabischen Naturphilosophie, hat dabei durchweg seine eigenen ärztlichen Erfahrungen integriert und versucht nun, das Ganze in seine religiös fundierte Weltanschauung einzubinden. Dies in erster Linie ist es, was dieser hochmittelalterlichen Allgemeinen Pathologie ihren besonderen Reiz verleiht und bei allen Anklängen an Tradition und Zeitgenossen auch ihr einmaliges Gepräge.

Dies noch einmal in konkreter Weise auszuleuchten, sollen uns seine reich differenzierten Ausführungen zu einer Speziellen Pathologie dienen.

4. Das Panorama der Speziellen Pathologie

Seiner Speziellen Pathologie stellt Maimonides ein Memento voraus, das davor warnt, von pathologischen Einzelfällen aus zu rasch auf Generalisierung zu schließen. Eingebettet in diese Warnung ist seine kritische Auseinandersetzung mit dem damals hochgeachteten arabischen Arzt Rhazes.

Auch Maimonides hat Rhazes respektiert als einen tüchtigen Arzt, aber in seinem Schreiben an den jüdischen Übersetzer Moses ben Tibbon heißt es: Dieser Rhazes habe keine Philosophie gekannt und nur wenig Kultur besessen. Zu all dem Unsinnigen, was er sich ausgedacht habe, gehöre auch die Meinung, es sei mehr Übel auf der Welt als Gutes, so daß Dasein überhaupt ein Übel sei und eine Strafe. Der Irrtum liege aber darin, daß dieser Narr lediglich von seinen pathologischen Einzelfällen aus den Trugschluß auf das Ganze gemacht habe. Aus einem Einzelschicksal jedenfalls könne man keine generellen Schlüsse ziehen. Die Menschheit als Ganzes aber, als eine philosophische Idee also, sie sei das Höchste, was uns in der realen Welt vorkommen könne (MN III, 12).

Das Übel besteht – für den Philosophen wie den Pathologen Maimonides – lediglich im Nicht-Sein. „Ebenso sind Krankheit, Armut oder Unwissenheit Übel, die den Menschen betreffen; sie bestehen aber alle im Nichtvorhandensein gewisser Eigenschaften“ (MN III, 9). Sie tragen rein privativen Charakter, erscheinen als „modus deficiens“. Alle Übel sind Privationen: Abweichungen von einem An-sich-Guten. Demgegenüber bedeutet Gesundsein etwas Positives, nämlich „die proportionale Mischung seiner Elemente“ (MN III, 10), eine humorale Harmonisierung also. Denn: „Alles Seiende ist gut!“

Unter diesen allgemeinen Voraussetzungen und Vorbehalten können wir nunmehr näher auf die einzelnen Krankheitsbilder eingehen.

An Krankheits-Gruppen wurden von Maimonides in eigenständigen Traktaten abgehandelt: der asthmatische Formenkreis, die Hämorrhoiden, der Diabetes, Vergiftungen und die Sexualleiden.

Asthmatischer Formenkreis

Maimonides betont eingangs, daß das Krankheitsbild des Asthma zahlreiche ätiologische Aspekte zeigt, so daß man ein ganzes Ursachen-Bündel berücksichtigen müsse. Eine Behandlung sei daher nur möglich, wenn man den Patienten als ein Ganzes betrachte, in voller Kenntnis seiner Konstitution also therapiere, der allgemeinen Disposition wie auch der des betroffenen Organs und seiner Nachbarschaft. Ferner müsse man sein Alter in Betracht ziehen wie auch sein Verhalten in jeweiliger Jahreszeit. Dann erst könne man sich an die Behandlung wagen, wobei er ausdrücklich betont, daß er selber – im Gegensatz zu Zeitgenossen – nicht vorhabe, sich magischer Prozeduren zu bedienen.

Was den Anfall selbst angeht, so habe man darauf zu achten, daß die Intervalle verlängert, der Anfall verkürzt und seine Intensität gelindert werde. Wichtig sei die Frage, ob das Asthma schon seit der Geburt bestehe und wie die äußeren Lebensverhältnisse seien. Schon hier wird auf die sechs klassischen Lebensregeln hingewiesen: auf klare Luft, mäßiges Essen und Trinken, Wechsel von Bewegung und Ruhe, auf Schlafen und Wachen, auf die Regulierung des Stoffwechsels wie auch der Affekte. Als siebte Gruppe könne man noch Bäder und Massagen hinzuziehen (AA I, 3).

Maimonides geht dann ausführlich auf die Vorgeschichte seines Patienten ein, auf die Prodromalstadien wie auch auf die bereits stattgehabte Medikation. Er legt großen Wert auf die Berücksichtigung der klimatischen Verhältnisse. So hat er erfahren, daß die Luft von Kairo oder Alexandria einem Asthmatiker schlecht bekomme. Er bespricht alsdann mit seinem Patienten den Heilplan und betont dabei, daß seine Intention darin bestehe, der Menschlichkeit einen Dienst zu erweisen, so daß sowohl der Patient wie auch der Rest der Menschheit davon profitieren könne (Muntner 1963, 3).

Maimonides warnt schließlich vor allem rein empirischen Vorgehen und beruft sich auf Hippokrates, der gesagt habe: Erfahrung allein ist voller Gefahren. Wer sein Leben daher in die Hand eines unwissenschaftlichen Arztes lege, der gleicht einem Seemann, der sein Schiff den Wellen und Winden anvertraut, aber nicht zu steuern weiß. Davor solle man seine Patienten tunlichst bewahren (AA XI, 3).

Bei der Erkennung und Behandlung des Asthma habe ein erfahrener Arzt zunächst auf eine ungestörte Funktion der Lungen zu achten (AA XI, 2). „Was meine eigene Erfahrung angeht, so habe ich selber einmal eine Frau behandelt, nachdem ich ihre Kondition gründlich durchuntersucht hatte. Ich ging so vor, daß ich zunächst einmal ihre Lunge reinigte, ihr Gehirn stärkte und ihren Katarrh stoppte. Von ihrer Konstitution her war die Frau mäßig warm. Als ich den Fall übernahm, hatte sie ihre Periode. Mit der Zeit empfand sie meine Medikation als eine große Hilfe" (AA XII, 5).

Maimonides erwähnt die Auffassungen früherer Ärzte, auch die Meinung des Rhazes, um dann fortzufahren: „Wir bei uns im Westen benutzen..." (AA XII, 2), wobei mit Westen offensichtlich Nordafrika und seine Heimat Andalusien gemeint ist.

Zu den Erkrankungen im asthmatischen Formenkreis gehört auch der Katarrh. Von diesem Leiden hat man sich vor allem im Winter und im Sommer zu hüten, zumal es allzuleicht zu weiteren Erkrankungen von Lunge, Magen, Herz und Leber führen kann. In der Nase entsteht zunächst ein Fließen, wobei der Katarrh in die Luftröhre dringt, so daß es zu Heiserkeit kommt. Manche Leute nehmen es viel zu leicht mit einem solchen Katarrh; man könne aber nicht vorsichtig genug sein mit den ersten Symptomen, da allzuleicht schwere Erkrankungen die Folge sind (RS IV, 12).

Abhandlung über Hämorrhoiden

Im Mittelpunkt der Pathogenese stehen: schlechte Verdauung, Verstopfung, Stauung des Blutes am Darmeingang u.ä. Nahrungsmittel, die zu einem Übermaß an Schwarzgalle im Blut führen, sollen tunlichst vermieden werden. „Nicht jede Hämorrhoidalblutung soll gestopft werden; manche soll man einfach laufen lassen. Nur stark schmerzende oder eitrige Knoten sollen mit Messer oder Feuer entfernt werden." Bei der Indikation zum chirurgischen Eingreifen zeigt sich Maimonides allerdings äußerst zurückhaltend. Als Therapie empfiehlt er: salzarme Kost, vegetabilische Nahrung sowie Sorge für einen regelmäßigen Stuhlgang.

Bei Hämorrhoidalbeschwerden soll man jeden intensiven ärztlichen Eingriff ängstlich vermeiden; denn „die Natur versteht das alles viel besser; sie scheidet gründlich und zweckmäßig aus; sie begeht keine Irrtümer, wie es so häufig bei den Medizinern vorkommt" (Kroner 1928, 21).

In seiner Abhandlung „Die Hämorrhoiden in der Medizin des XII. und XIII. Jahrhunderts (Janus 16 1911, 441 ff.) kommt Hermann Kroner zu dem Schluß: Keiner der arabischen Ärzte – wie etwa Avicenna oder Rhazes – habe eine so klare Beschreibung der eingeklemmten Hämorrhoiden geliefert; keiner auch eine derartige rationale Behandlung – mit detaillierter Kostordnung bei Überwiegen der vegetabilischen Nahrung – vorgeschrieben.

Diabetes

Was den Diabetes betrifft, so zitiert Maimonides zunächst Galen, der diese Erkrankung als äußerst selten beschreibt und sie nur ein- oder zweimal gesehen haben will. Hingegen betont Maimonides, er habe zwar den Diabetes im Westen nie kennengelernt, wohl aber hier in Ägypten. Hier habe er in den letzten zehn Jahren den Diabetes bei 20 Männern und drei Frauen angetroffen (MA XIV, 40). Grund dafür sei wohl das warme Klima, vielleicht auch das Wasser des Nils, das wegen seiner Süße eine Rolle bei der Erkrankung gespielt haben könnte (MA VIII, 69). Polyuria und Polydipsia wird auch von Maimonides als sehr selten angesehen.

Abhandlung über Gifte

Die Abhandlung „Über Gifte" (De venenis) gehört zu einer der toxikologischen Grundschriften des Mittelalters. Maimonides hat sie als einen Leitfaden für Laien zusammengestellt („auf daß es ausreiche und man des Arztes nicht bedürfe").

Er gibt vorwiegend einfache Heilmittel (Simplicia) an und von den zusammengesetzten (Composita) nur solche, „welche leicht zu konservieren und die nützlichsten sind". Gegliedert wird der Traktat in die Arten und Behandlungen giftiger Bisse und in die Vorbeugung und Verhütung von Giften aller Art.

Man habe zunächst dafür zu sorgen, daß die Bißwunde sich nicht schließe, sondern für den Abfluß des Giftes offen bleibe. Um dem Gift den Weg zu den edleren Teilen zu versperren, solle man oberhalb der verletzten Stelle eine Ligatur anlegen. Auch solle der Kranke solange am Schlaf gehindert werden, bis die Symptome nicht mehr zu spüren sind. Wo möglich, ist das Gift sofort aus der Wunde auszusaugen; Mund und Lippen des Aussaugenden sind mit Olivenöl gegen Selbstvergiftung zu schützen; die ausgesaugte Materie ist sofort auszuspeien. Alsdann sind Brech- und Abführmittel zu verabreichen, auch Schröpfköpfe anzulegen oder Ätzmittel zu verordnen. Schließlich kommen Gegenmittel zur Anwendung, wenn es sein muß, bis zu einer Kur von 40 Tagen.

Man habe darauf zu achten, daß der Saugende keine Mundkrankheit und keinen angefressenen Zahn habe. Ist niemand zum Aussaugen da, so gebrauche man Schröpfköpfe, am besten mit Feuer, da sie Zug und Brand verbinden. Man lasse den Vergifteten erbrechen, ehe man Heilmittel einsetzt. Danach appliziere man auf die Bißstelle adstringierende Mittel. Nach einer Stunde beobachte man die Symptome; läßt der Schmerz nach, wird der Puls kräftiger, die Farbe frischer, so geschehe weiter nichts. Schmerzt ein zu fester Verband, so löse man ihn ein wenig. Erst acht Stunden nach der Medikation reiche man dem Gebissenen angemessene Nahrung.

Vermehrt sich der Schmerz des Bisses, so schlachte man eine junge Taube, schneide ihr den Bauch auf und lege sie auf die Bißstelle. Durch die Wärme läßt der Schmerz nach, zumal die Reste des Giftes dabei ausgezogen werden. Auch kann man Essig auf die Bißstelle legen und ein Pflaster aus gekochtem Mehl mit

Olivenöl auflegen. Hilft das alles nicht, so suche man schleunigst einen erfahrenen Arzt auf (Steinschneider 1859, 70–72).

Bei der Suche nach den Begleitumständen bei einer Vergiftung könne man nicht aufmerksam genug sein. „Es ist einem bösen Menschen nicht fern und schwer, ein Gift einfacher Art in Speise oder Trank zu tun, aber bei Zusammensetzungen (Composita) gelingt der Kunstgriff bei jeder Speise und jedem Getränk. Wenn es nicht tötet, so schadet es und ist Rettung nur bei Gott zu finden" (l.c. 88). Auch auf pathogenetische Veränderungen der Symptome ist sorgfältig zu achten. „In der Tat hat alles Tötende und Schädliche, welcher Art es auch sei, einen im Verhältnis zu seiner Art üblen Geschmack und Geruch; ebenso verändern die dem Menschen schädlichen Dinge das Aussehen dessen, woran sie getan werden, wenn auch in geringerer Quantität" (l.c. 88).

Was seine eigene Erfahrung mit der Medikation angeht, so erwähnt Maimonides zahlreiche Heilmittel, die in keinem medizinischen Werke vermerkt seien, betont aber: „Ich habe keine Erfahrung darüber; ich hielt mich aber verpflichtet, zu erwähnen, was ich davon weiß, damit der Nutzen anderen zuteil werde und jeder versuche, was er vermag" (l.c. 92). Oder an anderer Stelle: „So spricht der Verfasser: Ich habe von diesen zusammengesetzten Mitteln allgemeinen Nutzen aus den Angaben der älteren und späteren Ärzte gezogen und die leichtesten, sichersten, nützlichsten und bewährtesten auserlesen. Möge jeder davon bereiten, was er will" (l.c. 78).

Wichtiger aber als eine Behandlung im Umgang mit Giften erscheint bei Maimonides die Vorsorge. „Denn die Güte des menschlichen Gedankens besteht in der Wahl der Vorsicht, der Rettung und Zuversicht gegen alle Plagen, welche den Körper treffen können; obwohl es keine wahre Sicherheit gibt als die Vorsehung Gottes" (l.c. 86). Maimonides schließt seine Abhandlung: „Dies ist das Maß dessen, das dein Diener für ausreichend hielt nach dem ihm gewordenen Auftrage. Vielleicht genügt es auch der Absicht. Mit Gottes Hilfe. Amen" (l.c. 94).

Apoplexie, Manie, Melancholie, Phrenesis oder Koma werden durchgehend nach Galen beschrieben (MA XXIII, 61–68); dieApoplexie erscheint als „Haemorrhagia cerebri" (MA XII, 15). Ausführlicher kommt Maimonides auf die Augenleiden zu sprechen, vor allem auf das Trachom als einer Krankheit der warmen Länder (MA IX, 31). „Leute, die in warmen Ländern leben, leiden häufig an Ophthalmia, die indes schnell zu kurieren ist. Die Ophthalmia entsteht selten in kalten Ländern, ist dann aber streng und öfters von Ulzerationen an den Augen begleitet. Ferner hat man die Analogie der Ophthalmia im Sommer zu der im Winter zu beachten" (MA IX, 31). Auch das Glaukom wird in seinen akuten und chronischen Formen ausführlich beschrieben (MA IX, 23).

Chronische Leiden

„Alle chronischen Krankheiten sind nicht dauernd vorhanden; sie ruhen eine Zeitlang und kommen gelegentlich zum Vorschein" (Abhandlung über Hämorrhoiden). Wichtig erscheint Maimonides auch die Beobachtung, daß die Krankheiten erst nach und nach in Erscheinung treten. Zunächst sind es Faktoren wie Hitze, Kälte, Mangelerscheinungen, die sich pathogen auswirken. Dann treten Verhaltensweisen hinzu wie Weichlichkeit, Wollust, Überlastung oder Untätigkeit, die alle eine Menge schädlicher Säfte erzeugen. All das unterliegt im Organismus einer tausendfachen Vermischung und Verwicklung, die wiederum neue Übel hervorzubringen in der Lage sind.

5. Grundzüge einer Psychopathologie

Ein Arzt - so Maimonides -, der seinen Beruf als Helfer ernstnimmt, glaube ja nicht, daß seine Fachkenntnisse in rein medizinischen Dingen genügen würden, wenn er den Menschen als Ganzes sehen und behandeln will. Er muß einfach einsehen, daß all seine positiven Kenntnisse in der Pathologie das Wissen um die „seelischen" Emotionen nicht überflüssig macht.

Nun gehört zwar nach Maimonides die Technik der psychischen Beeinflussung nicht so sehr in den Bereich der reinen Medizin, sondern eher in das Gebiet der Praktischen Philosophie, in Bereiche der Psychologie also oder auch der Ethik. Gleichwohl müsse sie von einem erfahrenen Arzte in allen Belangen mitberücksichtigt werden (RS III, 14).

„Seele" (nephesch) ist für Maimonides ein Wort von vielschichtiger Bedeutung. Es ist die Bezeichnung für Blut oder Willen, mehr noch für den Lebensodem, der allen empfindlichen Wesen gemeinsam ist, schließlich auch das, was nach dem Tod übrigbleibt (MN I, 41). „Das Wort Seele, dessen wir uns hier öfters bedienen, bedeutet nicht diejenige Seele, welche des Körpers bedarf, sondern die Wesenheit der Seele, welche das selbständige Bewußtsein ausmacht" (MT 489).

„Seele" wird auch im System der Psychopathologie nicht eigens definiert, vielmehr in seiner Funktionalität umschrieben, wobei zunächst einmal die Abgrenzung ins Auge fälle: „Ich habe dir übrigens schon die mehrfache Bedeutung des Wortes Seele in unserer Sprache erklärt und gesagt, daß es auf dasjenige Ding angewandt wird, welches vom Menschen nach seinem Tode übrigbleibt" (MN III, 22).

Während Aristoteles mit seiner „actus-potentia"-Lehre das „Wesen der Seele" zu einer begrifflichen Prägnanz brachte, begnügt Maimonides sich mit einer wesentlich weiträumigeren Nomenklatur. „Seele" unterscheidet sich zwar vom „Körper"; bei den konkreten Leistungen des Menschen aber, seinen psychischen wie kognitiven, stehen beide in einem einheitlichen Funktionsverbund. Seelische Vermögen sind somit bei Maimonides prinzipiell Teile eines Ganzen. Die einzelnen Momente einer solchen Ganzheit können wohl voneinander unterschieden werden, ohne daß sie je isoliert zu denken wären. Wie der Körper von seinen

Elementen her bestimmt wird, so das seelische Moment immer von der Ganzheit aus.

Insofern Seele Form des Körpers ist, müssen seelische Gegebenheiten unabtrennbar in Beziehung zu körperlichen Vorgängen stehen. Als Form des Körpers ist die Seele aber auch auf alle Bereiche des menschlichen Handelns bezogen, wie bei Zorn oder Rache deutlich zum Ausdruck kommt. Die Seele ist somit nur in Verbindung mit dem Körper etwas Wirkliches; außerhalb des Leibes kommt ihr keine Existenz zu (vgl. Weiss 1923, CCLI).

Die Vermögen der Seele

Maimonides beginnt seinen Traktat „Acht Kapitel“ mit einem Abriß für den Aufbau der Seele. Unterschieden werden zunächst die fünf Grundvermögen der Seele:

1. virtus nutritiva (Ernährungsvermögen mit Verdauung, Ausscheidung und Fortpflanzung);
2. virtus sensitiva (System der fünf Sinne);
3. virtus imaginativa (Vorstellungsvermögen; Phantasie);
4. virtus appetitiva (Begehrungsvermögen);
5. virtus rationalis (Denkvermögen, darin eingeschlossen Wissenschaften und Künste).

Zum Ernährungsvermögen (virtus nutritiva) etwa zählen: Anziehung, Festhaltung und Verdauung der Nahrung wie auch deren Ausscheidung, ferner Wachstum, Zeugung und die Absonderung sonstiger Säfte in der Sekretion. Alle Vermögen aber bilden unter sich einen Verbund. Das bloß in der Anlage vorhandene rationale Vermögen (virtus rationalis) ist noch nicht das Wesen des Menschen; erst der tätige Mensch (intellectus agens) ist der Mensch selbst. So wird man auch die Physiologie der Verdauung als solche (res naturalis) nicht vernünftiger gestalten können; wohl aber ist man in der Lage, durch einen vernünftigen Umgang mit allen Ernährungsfragen zu einem kultivierten Lebensstil zu kommen. Dies gilt für alle Regelkreise vernünftiger Lebensführung (res non naturales), auf die wir ausführlicher eingehen müssen.

Was dem Vermögen der Seele gleichwohl erst eine menschliche Form verleiht, ist vorwiegend die Rationalität. Alles appetitive Vermögen muß geleitet werden durch Rationalität. „Und wenn du dir ein menschliches Individuum vorstellst, das dieser Fähigkeit beraubt wäre und dem nur die animalische Fähigkeit gelassen würde, so würde ein solches auf der Stelle zugrunde gehen.“ Der Mensch ist eben ein biologisches Mängelwesen, das denkende Rohr, weltoffen, aber instinktarm, aufs höchste gefährdet, würde man es seiner bloßen Natur überlassen. So fördert ja auch das Religionsgesetz in allen Belangen die Mäßigkeit, die wiederum – im Ensemble der „res non naturales“ – zu einem vernünftigen Lebensstil motiviert.

In all seinen Handlungen müsse daher der Weise zu erkennen sein: „in seinem Essen und Trinken, in seinem Eheleben, in der Verrichtung seiner Notdurft, in Sprache, Gang und Kleidung, darin, wie er seine Unterhaltung führt und sein Geschäft. Alle diese Handlungen sollen schön und wohlgeordnet sein."

„Wie das?" - fragt Maimonides zu Recht und verweist die Antwort in ein späteres ausführliches Kapitel. Für jetzt nur so viel: „Wer auf diesen eben bezeichneten Wegen wandelt, dem verbürge ich ein langes, gesundes Leben bis ins hohe Greisenalter und einen stets gesunden und unversehrten Körper. Er wird keines Arztes bedürfen, wenn er nicht etwa mit einem kranken Körper geboren wurde oder von Jugend an auf schlechten Wegen zu wandeln gewohnt war oder wenn Pest und Hungersnot die Welt heimsuchen" (MT 175).

Zum Umgang mit psychischen Abarten

Als spezifische Abarten werden zunächst alle Veränderungen der Sinneswahrnehmungen gewertet, die zugleich als Indiz für ein pathogenetisches Geschehen gelten. Hierbei beruft sich Maimonides wiederum auf seine physiologischen Grunderfahrungen. Wer die Naturwissenschaften nicht kenne, der könne auch nie die „Mannigfaltigkeit der Affekte" verstehen. Alles Anderswerden (Alteration) im Menschen gehe ja im sensiblen Teil der Seele vor sich, ist mithin auch Ursache für geistige Abarten (MN I, 55).

Leib und Seele sind zu innig miteinander verknüpft. So kann die Sorge als „Schmerz der Seele" bezeichnet werden. Die Gedanken, auch der Kummer, sind - mit den Leibesübungen verglichen - gleichsam Gymnastik der Seele. Alle seelischen Emotionen aber setzen den Gallensaft in Bewegung (MA VIII, 31). „Ait Moyses: So wie Koma und Tiefschlaf auf den Verlust der sensorischen und motorischen Aktivitäten hinweisen, so erscheinen Spasmen und epileptiforme Anfälle wie auch Schlaflosigkeit als Nachbarn, wobei die eine von den anderen durch ihre Funktionsweise unterschieden werden kann" (MA IX, 24).

Zwischen entgegengesetzten Neigungen und Verhaltensweisen gibt es freilich Mittelwege, die wiederum in sich verschieden sind. Neigungen sind entweder angeboren (endogen) oder erworben durch das Beispiel anderer oder die Ansicht, „daß eine Neigung wohl heilbringend sei und es sich zieme, dieselbe sich anzueignen" (MT 141). Auch hier gilt die Maxime: „Der gerade Weg ist die Mitte jeder menschlichen Neigung" (MT 143).

Nun gebe es angesichts der Vielfalt von Abarten - meint Maimonides - auch Leute, die alle Bedürfnisse der Materie überhaupt für schimpflich halten, auch alles Sinnliche und ganz besonders den Tastsinn, von dem schon Aristoteles (Eth. Nikom. III, 10) behauptet hatte, daß er „für uns schimpflich" sei (daher auch die Abneigung gegen „Speise, Trank und Beischlaf"). Alle diese Begierden müsse der Mensch denn auch beherrschen oder gar verringern, um zu einer „geordneten Lebensführung" zu kommen (MN III, 8).

In beiden Belangen, Glück wie Unglück, brauche ein Mensch eben das seelische Gleichgewicht. „Der Grund von allem diesem ist die Schlaffheit der Seele und die Ignoranz in den Realitäten der Dinge. Je mehr geistige Schulung jedoch einer besitzt, desto geringer ist seine Alterierung in den wechselnden Lebenslagen."

Hinzu tritt nun die Gewohnheit als ein ungewöhnliches Richtmaß. Maimonides gibt den Rat des erfahrenen Arztes: „Niemand sollte sich von den angewöhnten Regeln plötzlich trennen, weder beim Essen noch beim Trinken noch beim Geschlechtsverkehr oder auch der Bewegung. Hüte bei allen diesen Dingen die Gewohnheit! Selbst wenn sich die gewohnheitsmäßige Sache in Widerspruch mit der medizinischen Vorschrift befindet, so wende man alles nur stufenweise und ganz langsam an, so daß die Veränderung kaum bemerkbar wird. Keiner verändert die Gewohnheit plötzlich, oder er wird notgedrungen krank."

Bei derart leib-seelischen Verhältnissen aber geht es keineswegs um reziproke Einflüsse von einem zum anderen, nicht also um psychosomatische Erklärungsversuche, sondern um Formen einer wesensinnigen Entsprechung. Der wesenhafte Verbund von Leib und Seele, er bedingt den unzerreißbaren Zusammenhang eines Ganzen, das den Gegenstand nicht freigibt, weil es seiner existentiell bedarf. Und so erwacht auch der Geist erst beim konkreten Erfassen dieser Leibhaftigkeit zu seiner eigenen Wirklichkeit.

Daraus noch einmal der ärztliche Rat: „Der Arzt trachte danach, daß jeder Kranke stets ebenso wie jeder Gesunde heiteren Gemütes sei, und daß von ihm die seelischen Affekte genommen werden, die einen Seelenkrampf verursachen; denn damit behauptet sich die Gesundheit des Gesunden. Es ist dies auch das Erste bei der Heilung eines jeden Kranken" (Glatzer 1966, 113).

Exkurs
Gesundheit als Tugend

Im bewußten Umgang mit Gesundsein und Krankwerden stellt sich uns die Frage, was körperliche Gesundheit denn wohl mit sittlicher Haltung zu tun habe und wie sich wohl ein Verhältnis von „Tugend" und „Gesundheit" denken lasse. Dieser Frage ist einer der größten Ärzte und Philosophen des hohen Mittelalters nachgegangen, der Rabbi Moses Maimūn, den die Scholastiker Maimonides nannten.

Krankheitstheorie und Gesundheitslehre kreisen bei Maimonides um das dynamische Spannungsfeld von Wissen und Glauben, von Schöpfungsgeheimnis und Naturerkenntnis, und damit auch um die Fragen von Lebensführung und Daseinsstilisierung. Keine Disziplin aber könnte hier konkreter Stellung beziehen als die Medizin, und keiner ist diesem Problem leidenschaftlicher nachgegangen als der Arzt Maimonides.

Die Erkenntnis von Welt, Mensch und Gott treffen sich in seinem System ständig mit der sozialen Lebensordnung und ihren ethischen Haltungen. Dem absoluten Wert nach steht zwar das Wohl der Seele über der Gesundheit des Leibes; während unserer befristeten Lebenszeit muß jedoch das Wohl des Leibes der Erkenntnis vorangehen. Wer nämlich hungert oder dürstet oder in irgendeiner Weise körperlich beeinträchtigt ist, der kann sich nicht dem Studium widmen und damit der geistigen Vervollkommnung zustreben.

Das Bindeglied zwischen der Gesundheitslehre und dem Religionsgesetz ist daher für Maimonides die Tugend. Die Tugendlehre vermittelt die rechte Haltung des Menschen und sein Verhalten in allen Lebenslagen. Ihr Zentrum ist jene Mitte, um die sich auch die Heilkunst mit ihrem Streben nach harmonischen Gleichgewichten bemüht. Gesundheitslehre wird zum Teilbereich der Tugendlehre, wie auch der Begriff der Tugend die Grundlage abgibt für eine allgemein verpflichtende Hygiene. Von hier aus läßt sich denn auch die Motivation, die „innere Bedingtheit" des Verhaltens, am ehesten begründen und legitimieren.

Für Maimonides besteht kein Zweifel darüber, daß alle Religionsgesetze auf „Heiligung des Lebens" hinauslaufen, und zwar auf die Heiligung der ganz alltäglichen Lebensgestaltung. Mit einer solchen Heilung korrespondieren nun auch in auffälliger Weise jene Regelkreise zu einer gesunden Daseinsstilisierung, wie sie Maimonides aus der antiken Diätetik abzuleiten vermochte. Auf diese Weise erhält das klassische „Regimen sanitatis" seinen legitimen Ort innerhalb der religionsgesetzlichen Tugendlehre.

Mit großer Sicherheit und gezieltem Selbstverständnis weist Maimonides darauf hin, daß die hygienischen Prinzipien der Heiligen Schrift durchaus in Einklang stehen mit den diätetischen Erfahrungen der klassischen Antike und daß sie nur noch überhöht werden sollten durch sittliche Kriterien. Die Heilung des

Leibes steht eben im Verbund mit der Heiligung der Seele. Gesundheit und Tugend bilden sich aus in einheitlicher Harmonie.

Unter solchen Kriterien läßt sich die Argumentation des Maimonides nun noch genauer verstehen, und dies in vier Gedankengängen: 1. Das Bemühen um die Erhaltung der Gesundheit ist die vornehmste Aufgabe der Medizin. 2. Das Mühen um die Erkenntnis Gottes ist der oberste Zweck und das Ziel menschlichen Lebens. 3. Dieses Ziel kann nur unter Bedingungen der Gesundheit, nicht aber bei Krankheiten, erreicht werden. 4. Alle religiösen Vorschriften zielen daher auf die Verwirklichung dieser beiden Güter: das Wohl des Körpers und das Heil der Seele.

Diesem überraschenden Schluß und der darin eingeborgenen Problematik werden wir einige Schritte näherkommen, wenn wir uns der Begrifflichkeit von Tugend und Gesundheit zuwenden, so wie Maimonides und seine arabischen wie jüdischen Zeitgenossen sie gefaßt haben.

Zum Tugend-Begriff der mittelalterlichen Scholastik

Tugend ist die Erfüllung von Geboten, die man dem Mitmenschen gegenüber zu erfüllen verpflichtet ist. Maimonides verwendet hier den arabischen Begriff „ṣadaqa", was soviel heißt wie: „aufrichtig sein, trauen, als Freund behandeln". Mit dem Begriff Tugend unmittelbar verknüpft sind analoge Begriffe wie Reinheit, Lauterkeit, Heiligkeit (MN III, 33). Tugend erscheint als Ordnungsbild menschlicher Grundhaltungen, als Habitus („hexis" bei Aristoteles, Met. V, 20 1022b). Tugend ist der Habitus des Wählens einer von Vernunft bestimmer, gemessener Mitte zwischen zwei Fehlhaltungen. Und so ist auch Gesundheit ein Habitus.

Zum Begriff der Gesundheit

Gesundsein ist das Streben nach geordneten, gleichgewichtig ausgewogenen Verhältnissen, soweit sie die leibliche Lebensführung betreffen. „Das Allerwichtigste bei der Behandlung der meisten Krankheiten ist die Wiederherstellung der Homoiostasis (Eukrasie), und die größte Gefahr für die Gesundheit besteht im Vorhandensein schlechter Säfte (Dyskrasie). Die Natur versucht daher, diese zu neutralisieren" (MA III, 67).

In diesem Gleichgewichtsverlangen kommt es auf die Dauer gesehen zu einer Konkordanz: „So wie die Säfte auf die Tugenden des Menschen Einfluß haben, so haben die Tugenden Einfluß auf die Säftemischung" (MA VII, 20). Gesundheit im besten körperlichen Zustand ist aber nur dann möglich, wenn der Mensch seinen vitalen Bedürfnissen nachkommt (Nahrungsmittel, Bad, Wohnung u.a.). Und da der Mensch seiner Natur nach gesellig ist, muß er das alles mit anderen erreichen. Aber selbst die idealsten Verhältnisse leiden, „solange einer Schmerzen hat oder hungrig oder durstig ist oder ihm zu warm oder zu kalt ist" (MN III, 27).

Wege zur Mitte

Gehen wir von den beiden vorgelegten Prinzipien - der Tugend und der Gesundheit - aus, so treffen sich augenscheinlich beide im Begriff der „Mitte". Mitte wird beschrieben als eine Weise des Affiziertwerdens, die ausgewogene Überlegungen zur Geltung kommen läßt (als Güterabwägung z.B. oder als bewußter Verzicht auf etwas). Jede Tugend ist daher „Mitte" und zugleich „Höhe": Ihrem Verhalten nach ist sie Mitte, ihrem Wertcharakter nach Höhe. Und so läßt sich auch im Tugendbegriff eine horizontale von einer vertikalen Dimension unterscheiden, insofern jede Tugend etwas „dem Sein nach" ist und zugleich etwas „dem Werte nach".

Das Leben erscheint uns wie eine Waage: Stetig gehen die Schalen auf und nieder. Bei jeder Schwankung gerät der Balken gegen das Gleichgewicht der Mitte zu. Belibt er bei Mangel oder Übermaß stehen, kommt es zu einem Fehlverhalten, tritt Krankheit ins Leben. So die Theorie der Gesundheit wie der Tugend: als Lehre vom goldenen Mittelmaß.

Tugend als solche ist ja die Mitte zwischen zwei extremen Einstellungen, wie sie auch von Aristoteles in seiner „Nikomachischen Ethik" aufgewiesen wurde. Es kommt in allem darauf an, „daß der nach der Natur gebildete Mensch in der Mittelstraße wandle, das, was er hat, genieße, mäßig esse, mäßig trinke, was erlaubt ist, mäßig beiwohne" usf. (Acht Abschnitte, 1824, 24). Das Spiel der Affekte wird dabei geregelt, ausbalanciert, so daß ein dauerhaftes Handlungsgefüge entsteht, auf das Verlaß ist. Tugend kann somit das menschliche Handeln in Gang setzen, sinnvoll motivieren; sie muß aber auch alles Tun ausrichten auf einsehbare Zwecke und begründbare Güter.

Tugend gibt Aufschluß über die innere Bedingtheit des Handelns, seine Motivation, damit aber auch über die Möglichkeiten und Grenzen einer Verhaltensänderung und letzten Endes über die Reichweite der Handlungsfreiheiten des Menschen.

Zur Theorie des Handelns

Im Konzept einer solchen Tugendlehre liegt eine komplette Theorie des Handelns, die denn auch der Medizin - als einer exemplarischen Handlungswissenschaft - ihre Prinzipien, Kriterien und Richtlinien verleiht. Alle Anweisungen des Gesetzes bezwecken ja eine doppelte Vollkommenheit: Sie zielen auf das Wohlergehen der körperlichen Belange wie auch auf die Erlangung richtiger Überzeugungen, so daß der Mensch nicht nur ein wahres Wissen um die Wirklichkeit erfahren kann, sondern auch in der Lage ist, Maßregeln für ein sinnvolles Verhalten aufzustellen und einzuhalten. „Wir aber wollen," schreibt Maimonides in seinem „Führer", „daß die Menschen zum Dienst Gottes und zu geordneten Verhältnissen angeleitet werden" (MN III, 41). Man sei daher verpflichtet, seinem Nächsten „seine Lebensbedürfnisse zu verschaffen und ihm wohlzutun" (MN III, 39).

Da die Heilkunde einen enormen Einfluß auf die geistigen und sittlichen Tugenden hat, und damit auch auf die Erreichung der wahren Glückseligkeit, muß das Studium der Medizin als „ein erhabener Gottesdienst" bezeichnet werden. Dient doch die Gesundheit dazu, daß alle Organe perfekt bleiben und die Seele sich ungehindert mit den geistigen Tugenden beschäftigen kann. Und so leitet die Heilkunde uns an, unsere Handlungen so abzumessen, daß sie wirklich menschliche Handlungen werden. Gesundheit wie Tugend erhalten in diesem Konzept einer teleologischen Rationalisierung ihre philosophische Fundierung.

Ansätze zu einer Verhaltenstherapie

In der Tugendlehre des Maimonides finden sich durchaus Ansätze zu einer Verhaltenstherapie, welche bemüht ist, die mittleren Handlungsweisen zu stabilisieren und extreme Einstellungen abzuändern. Das beginnt schon bei der Sozialisation des Kindes und greift über Erziehungsmaßnahmen in Bereiche der „salus publica". Der Mensch als Ganzes wird auf diese Weise voll verantwortlich gemacht für seinen Lebensstil, und der Arzt dient hier als der sachkundige Ratgeber und Helfer.

In Konfliktsituationen allerdings wird Tugend eindeutig über Gesundheit gestellt, wie folgender Fall darlegt: „Wenn jemand leidenschaftlich von einer Frau eingenommen ist, so daß er lebensgefährlich krank geworden, und die Ärzte behaupten, er könne nicht eher genesen, als bis er seine Leidenschaft befriedigt hätte –: so soll er lieber sterben und jene sich ihm nicht preisgeben" (MT 95). Auf der anderen Seite hat innerhalb der Güterabwägung bei Lebensgefahr die Gesundheit Vorrang: „Wenn jemand tödlich erkrankt ist und die Ärzte das verordnen, was gesetzlich unerlaubt, so mache man dennoch davon gehörigen Gebrauch, es sei welches Unerlaubte es wolle, wenn überhaupt Lebensgefahr droht. Ausgeschlossen hiervon sind drei Verbote: Götzendienst, Blutschande und Mord" (MT 93).

Mehr noch als die Ratschläge der Ärzte oder auch bloße Arzneimittel helfen bei seelischen Störungen die Erfahrungen der Philosophen bei ihren Studien von Ethik und Moral. Die philosophisch begründeten Tugenden beschützen ja den Menschen vor extremen emotionalen Zuständen. „Sie bewahren ihn vor einem Abgleiten in tierische Affekte, sei es trauriger oder lustiger Art, der die Menge der Ignoranten so leicht verfällt. Beobachtet man aber die prophylaktischen Mittel wahrer Hygiene, dann schreitet man in den Spuren der Propheten, lacht dem Tod ins Gesicht und folgt den Gesetzen der Natur und der Notwendigkeit" (AA VIII, 3/4).

Wer nach diesen Regeln lebt, bleibt gesund, wird alt und wird keines Arztes bedürfen. „Das kann ich persönlich versichern: Sein Körper bleibt gesund und vollkommen normal sein Leben lang, es sei denn, daß sein Körper von Geburt an an einer schlechten Konstitution leide, oder er sich schon von klein auf schlechte Gewohnheiten angeeignet hat, oder daß eine Epidemie ausbricht, oder eine Hungersnot die Welt überfällt" (Muntner 1966, 180).

Tugendlehre und Politik

Über die Stilisierung einer privaten Lebensführung (diaeta privata) hinaus liegt Maimonides die Regulierung einer öffentlichen Gesundheitsführung (diaeta publica) besonders am Herzen. Auch hier bietet sich ihm wiederum das Religionsgesetz als Leitfigur an. Zu den religiös begründeten Pflichten gehört ja die Sorge um die Gesundheit aller Menschen, unabhängig von Stand und Reichtum, und damit auch die Schaffung der dazu notwendigen Einrichtungen, das heißt die Bildung eines öffentlichen Gesundheitswesens.

Hier nun findet Maimonides durchaus Gelegenheit, sich mit den Sozialisationstheorien seiner arabischen Zeitgenossen kritisch auseinanderzusetzen. Besonders verbunden fühlt er sich zunächst seinem Kollegen Avicenna, der vom Propheten Muḥammad berichtet, daß dieser erstmals den Gläubigen klare Begriffe vom Glück oder Elend des Körpers gegeben habe, auf daß so der Mensch sich bilden könne zu einem Mikrokosmos, und dies ganz in Analogie zur Ordnung und Schönheit der großen Welt. Hier klingt immer noch das Leitbild der antiken „Eudaimonia" nach, die als Ziel der menschlichen Natur „ein gutes Leben" nennt. Sittliches Handeln und Gotteserkenntnis verquicken sich auch hier mit den Bedürfnissen des täglichen Lebens. Geht es doch letztlich um einen humanen Lebensstandard: um Wohlergeben als Glück!

Die Politik mit der Medizin verglichen hat expressis verbis auch Ibn Rušd, der Averoës der lateinischen Scholastik. Wie nämlich in der Heilkunde die Bücher über die Erhaltung der Gesundheit und die über die Beseitigung der Krankheit zueinander stehen, so stehen in der Politik die theoretischen Abhandlungen der „Ethik" des Aristoteles zu den pragmatischen Traktaten in Platons „Staat". Theorie ohne Praxis sei ebenso wenig denkbar wie eine Arzneikunde ohne eine diese überbauende Lebensordnungslehre. Politik, Medizin, Religion – sie stehen ihrer Natur nach sehr nahe zueinander; sie alle sind ausgerichtet auf das Leitbild der „Eudaimonia".

Den an der Philosophie wie an der Religion irre Gewordenen, allen zwischen Glauben und Wissen Schwankenden will Maimonides aber auch in seinem „Führer der Unschlüssigen" ein wahrer Leiter sein. Zwischen Offenbarung und Wissenschaft bestünden zwar prinzipiell Spannungen, die aber auf Ausgleich drängen und die Maimonides zur Synthese bringen will. Und so vereinigen sich bei ihm ganz harmonisch die Liebe zu den Wissenschaften wir seine Treue zum Glauben. Alle philosophische Erkenntnis kann ja vertieft werden und will uns die Wege zum vollkommenen Leben weisen. Wissen wird zum Weg, der uns hinführt zu Gott, der sich in seiner Schöpfung herabgelassen hat zu uns Menschen.

In seinen Stuttgarter Privatvorlesungen hat noch Schelling (1810) betont, daß der Anfang der Schöpfung nur zu verstehen sei als eine „Herablassung" Gottes. „Ein metaphysisch hinaufgeschraubter Gott taugt weder für unsern Kopf noch für unser Herz." So könnte es bei Maimonides stehen!

Mit den Philosophen ist Maimonides aber auch der Ansicht, daß Gott „das Denkvermögen, der Denkende und das Gedachte zugleich ist" und daß „diese drei Dinge in Gott nur Eines sind, worin es keine Vielheit gibt" (MN I, S.253). Auf diesen Gedankengang beruft sich Baruch Spinoza (1632–1677) ausdrücklich, wenn er in seiner „Ethica" (II, 7) die Ansicht vertritt, daß Gott, der Verstand Gottes und die von ihm erkannten Dinge ein und dasselbe sind (statuunt, Deum, Dei intellectum, resque ab ipso intellectus unum et idem esse).

Maimonides kennt durchaus Züge einer mehr esoterischen und einer exoterischen Form der Religion; aber die schroffe Trennung des Averroës, dem die Religion für die Menge Sittlichkeit, für die Elite aber Erkenntnis war, vermochte er nicht zu teilen: Von der religiösen Wahrheit ist im Grunde niemand ausgeschlossen, das lehrt im Prinzip auch die Heilige Schrift.

Auf der einen Seite wird das Offenbarungswissen von Maimonides rational systematisiert und damit philosophisch unterbaut. Auf der anderen Seite wird das naturphilosophische System des Aristoteles und seiner arabischen Interpreten eingeschränkt, wo das Offenbarungs-Geheimnis diesem entgegensteht. Die scheinbar nicht zu vermeidende Antithese von Glauben und Wissen wird auf die Weise überbrückt und durch eine Gesamtschau überhöht.

In dieser Umbiegung des Aristotelismus zu einer jüdisch kongruenten Systemform ist denn wohl auch die größte selbständige Leistung des Maimonides zu sehen (vgl. Bamberger 1935, 9). Aus einer solchen Synopsis heraus versteht sich auch die Gesundheit als Beitrag zur Tugendlehre, versteht sich Gesundheit als Tugend.

Das Verhältnis von Heilskunde und Heilkunde bildet dabei die Brücke zu wahrer Lebenskultur und stellt einen Brennpunkt des ärztlichen wie religiösen Denkens und Handelns dar.

Es tritt uns besonders konkret vor Augen, wenn wir uns nunmehr den Prinzipien der Therapeutik zuwenden!

V. Prinzipien der Therapeutik

1. Die Gliederung der Heilkunst

Während sich die Heilkunde in ihrer Theorie mit Physiologie, Pathologie und Hygiene befaßt, gliedert sie sich als Praxis in Diätetik, Pharmazeutik und Chirurgie. Diesem klassischen Schema, in der arabischen Medizin kanonisiert, folgt im Prinzip auch Maimonides, wobei er die praktische Heilkunst gliedert in: Prävention, Kuration und Rehabilitation. Eingebaut darin erscheinen auch die Gebiete der operativen Medizin.

Damit ist die Gliederung der praktischen Bereiche der Medizin (Therapeutik) klar vorgegeben: „Die medizinische Kunst umfaßt drei Kategorien. Die erste und wichtigste ist die Präventivmedizin, die Erhaltung der Gesundheit. Die zweite Kategorie ist die Behandlung der Kranken, Behandlung und Beratung, um die verlorene Gesundheit mit Hilfe des Arztes zurückzugewinnen. Die dritte ist die Rekonvaleszenzbehandlung, die Nachbehandlung derjenigen, die zwar noch nicht völlig gesund sind, aber auch nicht als krank zu bezeichnen, die Behandlung von Krüppeln etwa und von Greisen" (AA, 13).

Noch eindeutiger erscheinen diese Prinzipien der Therapeutik im Sendschreiben an den Sultan Al-Afḍal, wo die drei klassischen Felder des ärztlichen Handelns umschrieben werden als:

1. die fachkundige Anleitung der Gesunden;
2. die sachgerechte Behandlung der Kranken und
3. die Beratung derer, die nicht ganz gesund, aber auch nicht richtig krank sind.

Der Mensch befindet sich demnach zeitlebens in einem kritischen Schwebezustand und bedarf der sachkundigen Begleitung des Arztes, wobei ihm die heilsame Kraft der Natur (vis medicatrix naturae) zu Hilfe kommt.

Zur Heilkraft von der Natur

Nicht von ungefähr haben die alten Griechen die Natur als den besten Arzt bezeichnet. „Diese Auffassung basiert auf folgenden Gründen: Die Natur dient uns und schützt uns in allen Belangen des gesunden Lebens, folglich vermag sie auch bei Krankheiten zu helfen. Sie kennt aufs beste die Konstitution all unserer Organe und sorgt für die beste Verteilung der Lebensmittel in unserem Organismus" (AA XIII, 25).

Als „aufrichtiger Bekenner der Naturheilkraft" erscheint Maimonides in Max Neuburgers „Lehre von der Heilkraft der Natur" (1926). Maimonides sei nicht müde geworden, darauf hinzuweisen, daß die Naturhilfe in vielen Fällen allein genüge und daß ohne diese Kraft die Kunst wirkungslos bliebe. So habe bereits Hippokrates sich an vielen Stellen „über das Lob der Natur verbreitet"; der Arzt habe nur nötig, sie zu unterstützen (S. 22/23).

So auch Maimonides: „Hippokrates hat in seinen Büchern an zahlreichen Stellen lang und breit die Naturheilkraft gelobt und berichtet, daß die Natur weise und zielstrebend genug ist, das zu tun, was nötig ist, und sie bedarf oft keiner Beihilfe zur Heilung der Krankheit. Was der Arzt zu tun hat, ist, ihr nachzuhelfen, sie zu unterstützen, nichts als in ihren Fußstapfen zu wandeln" (RS 73).

Und so habe ganz allgemein zu gelten, daß die Heilkunst keineswegs der alleinige Faktor bei der Handlung sein könne; vielmehr müssen die Medizin und die Natur zusammenfinden und kombiniert werden. Wenn aber ein Arzt oder auch der Patient die Krankheit selber ausschalten wollen, geben sie der Naturkraft keinerlei Chance. „Und diese Art und Weise ist nun im allgemeinen der Brauch der Medizin, in allen Ländern der Welt und zu allen Zeiten" (AA XIII, 7).

Vor allem Patienten mit chronischen Leiden bedürfen mittels der Naturkraft einer blanden Diät. „In den meisten Fällen ist in der Tat eine solche Therapie zureichend für die Genesung des Kranken. Ich selber habe des öfteren Fälle von Arthritis, Bronchialasthma oder Konvulsionen gesehen, die allein auf leichte Diät ansprachen. Hierbei ist auf angemessene Nahrung in bezug auf Qualität, Quantität und den jeweiligen Zeitpunkt zu achten!" (MA VIII, 19/20).

Bei ständigem Gebrauch von starken Heilmitteln allerdings gewöhne sich die Natur, so daß sie ihre spezifische Wirkung verlieren. Aber auch schwache Medikamente wirken fast wie Speisen und verlieren auf die Dauer ihre therapeutische Wirkung. Man solle daher tunlichst die Medikamente wechseln, einige Tage auch ganz aussetzen und dann wieder zu ihnen zurückkehren (MR 17).

Zur Arzneimittellehre

Als allgemeine Regel habe zu gelten, die Arzneimittel möglichst individuell zu applizieren und bei Kombination der Mittel die jeweilige Situation zu berücksichtigen (MA IX, 88). Als Prinzip der Arzneimittellehre gilt denn auch: daß für jeden Kranken ein seinem jeweiligen Zustand entsprechendes Heilmittel besonders zubereitet wird (RS II, 13).

Grundsätzlich aber gebe es in der Medizin keine absolut geltenden Regeln. Vielmehr verlange jeder Zustand eine individuelle Behandlung (RS II, 13). Der Arzt hat für jedes einzelne Individuum die Heilmittel nach der zur Zeit in ihm vorhandenen Mischungen besonders zu bestimmen (MN III, 34).

Arzneimittel als Heilmittel aber ist für Maimonides alles, was sich in der Erfahrung bewährt hat, so Pfingstrose wie Hundekot oder auch Essig wie Schwefelkies. „Behalte also, mein lieber Leser, auch solche merkwürdigen Dinge in deinem Gedächtnis; denn sie sind ein anmutiges Band für dein Haupt" (MN III, 37).

Zur Chirurgie

Bei den operativen Maßnahmen kann Maimonides nur selten auf eigene Erfahrungen zurückgreifen. Immerhin kommt er in der 15. Abhandlung seiner „Medizinischen Aphorismen“ sehr systematisch auf die Chirurgie zu sprechen. Er beschreibt die „Handfertigkeit“ eines Arztes, betont die besondere Beobachtung der Indikation und erwähnt Anästhesie und Gefäßligatur. Bei Eiterbeulen ist die Kauterisation indiziert. Auch Karbunkel sollten tunlichst ausgebrannt werden (MA XV, 1/2).

Offene Wunden soll man nicht mit Öl oder Wasser reinigen. Ist eine Waschung nötig, so nehme man Honigwasser oder Wein mit Honig gemischt (l.c. 8). Bei der Amputation eines nekrotischen Gliedes gehe man äußerst vorsichtig zu Werke; nach der Amputation ist eine Kauterisation des Stumpfes zu empfehlen (l.c. 12). Bei Hautgeschwülsten, die meist an der Oberfläche herausragen, gibt es drei therapeutische Möglichkeiten: Auflösung, Austreiben des Eiters oder Exzision mit dem Messer; beim Lipom hilft nur die chirurgische Methode (l.c. 20). Ein Ascites kann durch Diuretica behandelt oder aber durch das Peritoneum punktiert werden (l.c. 36).

Blutungen werden gestoppt durch Verknüpfen der Gefäße mit einem Knoten oder durch Trennung mit Kontraktion beiden Hälften; man kann auch beide Methoden gleichzeitig anwenden (l.c. 40). Zur Blutstillung dient in der Regel das Brenneisen. Bei der Wundversorgung gelten besondere Regeln: Tiefe Wunden bedürfen einer trockenen, sauberen Medikation, um die Granulation anzuregen (l.c. 55). Das gleiche gilt für die Behandlung von wildwucherndem Fleisch (l.c. 57). Die Operationslehre schließt mit Vorschriften für Frakturen und Bandagen (l.c. 63–70).

Als drastische Heilmethoden versteht Maimonides: starke Abführmittel (Koloquinthe, Scammonia); Erbrechen (durch Brechnuß oder Helleborus); scharfe Klistiere (mit Sagapenum oder Castoreum); absolute Fastenkuren oder auch Durstenlassen. Solche Methoden seien nur anzuwenden zu richtiger Zeit und am rechten Platz.

Als mildere Heilmethoden empfindet Maimonides: Darmentleerungen (mittels Manna oder Pflaumen); Erbrechen (mittels Rettich oder Melonenwurzeln); leichtere Klistiere (mit Gerstenschleim oder Honigwasser); blande Diät (mit leichten Speisen oder Malzbier).

Zu den operativen Disziplinen rechnet bei Maimonides auch die Geburtshilfe, die sich in Theorie wie Praxis auf eine ausführliche Frauenheilkunde bezieht. Hier kommen zur Sprache: Menstruationsstörungen und ihre Symptome (MA XVI, 5) sekundäre Geschlechtsmerkmale; Lage und Funktion des Uterus; Schwangerschaft und Gestation; Geburt und Laktation (MA XVI, 10–37).

Zu alternativen Heilmethoden

Maimonides wendet sich ungewöhnlich energisch gegen die Astrologie und jede Form von Magie. „Nur ein Trottel glaubt an die Heilkraft von Namen und Aussprüchen; mögen sie auch von Heiligen herrühren" (MN I, 61). In seinem Brief an die Weisen von Lunel schreibt er zur Astrologie: „Wisset, daß alle die Dinge, von denen die Astrologen behaupten, daß sie so und nicht anders sein werden, mit Wissenschaft nichts zu tun haben." Immer wieder wendet er sich gegen die „Ungereimtheiten der Astrologen", die da vorgeben, „daß die Geburtszeit den Menschen vollkommen oder unvollkommen mache" (Acht Abschnitte, 1824, 55). In Wirklichkeit bestimmen die vier Temperamente die Anlagen, aus denen dann die Bildung etwas macht, wobei „der Mensch bei allen seinen Handlungen die freie Wahl hat" (l.c. 55). „Es hängt ganz von ihm ab, ob er fromm oder ruchlos sein will, ohne daß ihn Gott zu einer von diesen zwei Beschaffenheiten zwingt, und deshalb sind auch die Gesetze, Lehren, Vorbereitungen, Belohnungen und Strafen notwendig" (l.c. 79).

„Aus allem aber geht deutlich hervor, daß der Mensch der Anleitung des Arztes bedarf in jedem Zustand und zu jeder Zeit. Zur Zeit der Krankheit ist der Bedarf nach einem Arzte allerdings erhöht, und sein Nichtvorhandensein kann manchmal Lebensgefahr bedeuten. Nur dumme Menschen sind der Ansicht, daß man den Arzt nur im Krankheitsfalle, sonst aber nicht brauche" (RS II, 2).

Zum Arzt-Patient-Verhältnis

Mit Aristoteles ist Maimonides der Meinung, daß ein Arzt in erster Line die natürliche Konstitution seines Patienten kennen solle, und dies in gesunden wie in kranken Tagen. Die meisten Ärzte aber versagen vor den wahren Tatsachen, so daß sie und ihre sogenannten Heilmittel schuld sind an des Patienten Tod. Auch soll Aristoteles einmal gesagt haben: „Die meisten Menschen sterben an der Medizin" (AA XIII, 20).

Die Aufgaben der Heilkunst können aber nach Maimonides nur dann sinnvoll durchgeführt werden, wenn Arzt und Patient in ein rechtes Verhältnis gekommen sind und beide den Bezug zu einem übergeordneten Ziel des Lebens gefunden haben. Körperliche Gesundheit steht hier in einem sehr konkreten Konnex zur geistigen Haltung, wie auch Patient und Arzt in einer gemeinschaftlichen Verantwortung gesehen werden. Der Arzt ist daher verpflichtet, die Art des nutzbringenden Verhaltens anzugeben. Auf der anderen Seite hat aber auch der Patient „die freie Wahl, die ärztlichen Anordnungen zu befolgen oder zu unterlassen". Damit wird auch und gerade dem Kranken die Rolle eines mündigen Partners zugespielt. Auf diese Weise erst stehen Arzt und Patient in einem personalen Gleichgewicht, mehr noch: Die Entscheidung über ärztliche Verordnung bleibt allein dem Patienten überlassen.

Maimonides bringt diese seine patientenzentrierte Medizin - mit Hippokrates und Galen - auf den Kernsatz. „Der Arzt behandelt nicht die Krankheit, sondern den Patienten, der an ihr leidet" (lat. Version: quoniam medicus non curabat speciem aegritudinis sed individuum ipsius) (AA XIII; 30 a).

„Zwei Dinge sind es, sagt Hippokrates, die unseren Verstand bedrängen sollten, das eine ist, dem Kranken zu helfen, das andere aber, ihn nicht zu schädigen" (AA XIII, 17). Schaden aber haben auch nur zu oft selbst erfahrene Ärzte ihren Kranken zugefügt. Woraus man lernen sollte, daß Ärzte viel häufiger irren, als daß sie die rechten Verfahren einschlagen (AA XIII, 19).

Als eine weitere Erfahrung aus seiner ägyptischen Praxis vermerkt Maimonides, daß die Leute sehr selten - seien es die vornehmeren Familien oder das gewöhnliche Volk - vom gleichen Arzte von Anfang bis zum Ende behandelt worden seien. In den meisten Fällen rennen sie von Arzt zu Arzt, und sie lassen sich von zehn Ärzten behandeln, ohne daß einer was vom anderen weiß. Und der Patient wählt dann natürlich das von den Verordnungen aus, was ihm persönlich am besten paßt (AA XIII, 47). Bei schwierigen Fällen erscheint dem Maimonides am besten ein Konsilium von erfahrenen Ärzten, die ihre Behandlungen und Beobachtungen austauschen, um die bekömmlichste Therapie herauszufinden. Von der Summe ihrer Kenntnisse profitiere dann am ehesten der Patient (AA XIII, 49).

Aus all diesen Grünen sei „völlig klar, daß die Medizin eine ganz wesentliche Wissenschaft für den Menschen ist, zu jeder Zeit und wo auch immer, und dies nicht allein in den Tagen der Krankheit, sondern ebensogut im gesunden Zustand. Und so kann man guten Gewissens behaupten, daß der Arzt des Menschen getreulicher Begleiter ist ... Solchen Ärzten aber begegnet man in allen Ländern und zu allen Zeiten" (AA XIII, 22).

Grundregeln ärztlicher Praxis

Auf der Suche nach Grundregeln ärztlicher Praxis bezieht sich Maimonides auf den arabischen Arztphilosophen Al- Fārābī, der das Tun des Arztes mit dem des Ackerbauers und dem des Seefahrers verglichen hatte. Da mag der Landmann aber auch alles tun, was nur möglich ist, und die Saat gedeiht doch nicht. Da mag der Seefahrer sein Boot noch so gut steuern, und das Schiff kommt dennoch zum Scheitern. Und so auch beim Arzt: Arzt wie Patient mögen sich noch so richtig verhalten, und dennoch tritt keine Heilung ein. „Der Grund dafür ist klar: Denn was in dieser Situation jeweils wirkt, das hängt nicht nur von der menschlichen Handlung allein ab, sondern auch von zwei mitwirkenden Faktoren: von der menschlichen Kunstleistung und von der Natur. Manchmal wirkt der eine Faktor vollkommen, der andere hingegen unzureichend."

Es kommt demnach immer auf beides an: auf die „res naturales" (Konstitution, Boden, Wind und See) und auf die „res non naturales" (Steuerung, Kultivierung, Lebensführung). Mensch und Welt stehen eben in einem universellen Gleichgewichtssystem, in einer kosmischen Homoiostasis. Alles organische Leben ist eingebunden in einen universellen Stoffverkehr, einen Strom von Stoffen, bei dem der Einstrom (durch Einatmung und Nahrungsaufnahme) mit dem Abfluten (durch Ausatmung und Ausscheidung) in einer Korrespondenz steht. In diesem intermediären Stoffverkehr erst realisiert sich die konkrete Gestalt und kommt alles Lebendige zu bewußter Gestalt: zu gebildeter Lebensordnung.

Daraus aber ergeben sich nun auch die grundlegenden Prinzipien für jede Art von Medikation. Für jede Art des Eingreifens empfiehlt sich ein strenges Regiment, für das Maimonides ganz klare Regeln aufstellt:

1. Die Lehrer der Heilkunst haben alle Ärzte stets darauf hingewiesen, daß sie die Krankheit zunächst durch die Diät unter Kontrolle halten sollen, daß sie also möglichst keine Medikamente anwenden.
2. Läßt sich eine Behandlung durchaus nicht ohne Medikamente ermöglichen, so nehme man zunächst Heilmittel, die als medikamentöse Nahrungsmittel bekannt sind, ehe man also zu wirklichen Medikamenten greift.
3. Beim Medikamentieren nehme man zuerst ganz leichte und einfache Heilmittel, dann erst stärkere und gemischte, womöglich nie zu starke oder zu viele Arzneimittel.

„Das ist unser Maßstab zu diesem Thema!" (RS II, 21/22). Und noch einmal in der Asthmaschrift: Kann man mit diätetischen Mitteln heilen, soll man keinerlei Arzneien anwenden. Solange man mit einfachen Arzneimitteln auskommt, soll man nicht mit zusammengesetzten behandeln. Das ist einfach die Erfahrung der größten Ärzte (AA XIII, 45).

Ein weiteres tritt hinzu, was Maimonides besonders am Herzen liegt: Wer immer es auch mit der Medizin zu tun hat, sollte wissen, daß es in ihr ebenso auf praktische Erfahrungen wie auf theoretische Überlegungen ankommt. Die praktische Erfahrung freilich spielt dabei die bei weitem größte Rolle. Deshalb pflegte man auch in „westlichen Ländern" zu sagen: Frag' bei einem Mann von Erfahrung an, nicht bei einem Doktor! Allerdings sollte man es nicht allein darauf ankommen lassen; das wäre Nonsens, und genau das habe er, Maimonides, ja denn auch genugsam gebrandmarkt (AA XIII, 28).

Damit solle gesagt sein, daß die Medizin zwar der gelehrten Bücher der Alten bedarf, aber auch der eigenen Erfahrung, die allerdings auch trügerisch sein könne. Daher kann niemand ein guter Arzt sein, dessen Wissen nicht auf theoretischen Studien basiert. Bei den so wechselhaften Lebensverhältnissen werde eine gute Kunst nur durch die Kombination von Theorie und Praxis garantiert. „Denn jeder Kranke für sich präsentiert uns neue Probleme. Man kann nicht sagen, die eine Krankheit sei genau so wie die andere" (AA XIII, 30).

Und noch einmal die energische Feststellung: Das Wissen allein zeigt uns die Richtung, wo wir das finden, was vor Augen uns liegt. Wer nur Erfahrung hat ohne theoretisches Wissen, der gleicht einem Blinden, der nicht weiß, welchen Weg er denn nun einschlagen soll (AA XIII, 30 b).

2. Eine Theorie der Lebensordnung

Heilkunst ist für den Arzt Maimonides mehr noch als bloß Wissenschaft oder Kunst; sie ist ein ganz persönlicher Auftrag, was sich am ehesten an seiner Theorie der Lebensordnung nachweisen läßt.

Seine hygienische Grundschrift, die „Diätetik für Seele und Körper", war denn auch in die Form eines persönlichen Sendschreibens an den Sultan al-Malik al-Afḍāl gekleidet und trug den Titel: „Maqāla fi'l-tadbīr aṣ-ṣiḥḥa al-Afḍālīya". In diesen „Richtlinien seiner Gesundheitslehre" betont Maimonides einführend, daß sie nicht als Lehrbuch verfaßt seien, sondern zum persönlichen Gebrauch gedacht. Er hebt dann weiter hervor, daß er sich in seinen Empfehlungen an die anerkannten Regeln der Autoritäten halte, so besonders an die Aphorismen des Hippokrates.

Die Sorge um die Gesundheit sei dem Menschen freilich keine natürliche Sache: „Würde der Mensch auf sich selbst so achtgeben, wie er auf sein Tier achtet, auf dem er reitet, so würde er von vielen ernsten Krankheiten verschont bleiben." Mit seinem eigenen Leibe aber gehe er leider um, ohne auf seine Pflege zu achten, eine Kultivierung, die doch zu einer zweiten Natur werden sollte. „Aus alledem geht hervor, daß der Mensch in jedem Zustand und zu jeder Zeit der Anleitung des Arztes bedarf." Nur dumme Menschen seien der Ansicht, man könne sich den Arzt für den Notfall aufsparen.

In seiner „Gesundheitsanleitung" geht Maimonides alsdann ausführlich auf die Einzelheiten dieser Lebensführung ein. Man achte stets auf die Stärkung der natürlichen Kraft durch die Speise und ebenso auf eine Stärkung der seelischen Kräfte durch die Wohlgerüche. „Ebenso dienen der Stärkung der animalischen Kraft Musikinstrumente, die Unterhaltung des Patienten mit heiteren Erzählungen, die seine Seele erfreuen, seine Brust weiten, ferner die Darbietung von Geschichten, die ihn zerstreuen und erheitern. Alles dies ist nowendig bei jeder Krankheit, wenn der Arzt abwesend ist; man bestimme eben die Dinge, wie es gerade erforderlich ist."

Ein weiteres kommt freilich hinzu, die Frage nach dem Sinn von Kranksein und Gesundsein. „Denn wer nach den Regeln der Gesundheit lebt, nur um Körper und Glieder gesund zu erhalten und Kinder zu erzeugen, die seine Arbeit verrichten und sich für seine Bedürfnisse abmühen, der hat einen schlechten Weg erwählt" (MT 159). Merke daher: „Man esse nur dann, wenn man hungert, und trinke nur dann, wenn man durstet, man halte seine Notdurft auch nicht einen Augenblick auf, sondern gebe ihr nach, sobald es drängt." Aber auch: „Der Mensch stille nie ganz seinen Hunger, sondern lasse ungefähr ein Viertel desselben unbefriedigt" (MT 161).

Handlungen indes, gegen die man in keiner Hinsicht etwas einwenden kann, sind die bekannten Übungen zur Erhaltung der Gesundheit wie: Ballspiel, Ringkampf, Strecken der Hände oder Zurückhaltung des Atems (MN III, 25). Hier erweist sich der Mensch als ein Handlungssubjekt, das in jeder Hinsicht in soziale und biographische Beziehungen eingefügt ist. Daher müsse man auch jene

Verhaltensweisen einüben, die dem Zusammenwirken von Persönlichkeitsstruktur, Affektivität und geistigem Habitus dienen.

Tagesplan für den Sultan

Nach dem klassischen „Regimen principum" geht Maimonides alsdann sehr konkret auf die einzelnen Phasen eines gebildeten Tageslaufs ein. Schon beim Sonnenaufgang, oder kurz davor, soll man aufstehen. Man nehme zwei bis drei Unzen von Hydromel-Trank (aus Zucker und Wein) und ruhe noch kurz danach. Daraufhin reite man aus, im leichten Ritt und möglichst ohne Unterbrechungen; danach leicht ansteigende Gymnastik, damit die Glieder warm und der Geist frisch werden. Kurze Ruhe vor dem Frühstück. Als Nachspeise gibt es Pistazienkerne mit Rosinen oder getrocknete süße Mandeln. Danach wieder ein kurzes Schläfchen, der bei langsam gedämpftem Saitenspiel besonders erholsam ist. Der übrige Tag diene der Lektüre, der Konversation, der Ausbildung des Geistes und der Erheiterung des Gemütes. Vor dem Abendmahl ein Schlückchen Honigwein, danach ein gutes Abendessen. Dann lade man zur Unterhaltung Sänger ein, lege sich alsdann zur Ruhe, nachdem man den Sängern die Anweisung gegeben, Spiel und Vortrag allmählich zu dämpfen und bei Tiefschlaf ganz einzustellen: „Der Sänger singe, bis man fest im Schlaf versinkt" (MR 21).

Ein weiterer Gesichtspunkt muß bei einer Theorie der Lebensordnung schon hier berücksichtigt werden: Das ist die religiös motivierte Intention der Maimonidischen Gesundheitslehre. „Vor dem Hintergrund der Bemühungen um eine Vermittlung religiöser Tradition und wissenschaftlicher Erkenntnis wird erst die Rolle der Gesundheitslehre des Maimonides verständlich" (Ackermann 1983, 206). Wenn einer eine gute materielle Ausstattung besitze, die seine geordnete Lebensführung nicht störe, so sei dies „eine gute Gabe Gottes" (MN III, 8). „Die Gesundheitslehre stellt bei Maimonides den Dreh- und Angelpunkt einer Vermittlung von Medizin, philosophischer Anthropologie und Ethik sowie jüdisch-religiöser Tradition dar. Und dieser formale Gesichtspunkt seiner Gesundheitslehre macht die Originalität aus" (Ackermann 1983, 212).

Dem Konzept der Lebensordnung ist schließlich zu entnehmen, daß es jeweils die gleichen Momente und Faktoren sind, die das Leben gefährden wie auch erhalten, daß Risiken und Chancen sich gleichsam die Waage halte, weshalb es auch gerechtfertigt erscheint, das Schema der Lebensführung sowohl unter pathogenetischen als auch therapeutischen Kriterien abzuhandeln.

Maimonides beruft sich bei seiner Praxis der Lebensführung expressis verbis auf den Topos von den „sex res non naturales", wie er in der Tradition des Galen von den Klassikern der arabischen Medizin (Ar- Rāzī, ʿAlī b. al-ʿAbbās, Ibn Sīnā) kanonisiert worden war. Es handelt sich um: Umwelt, Ernährung, Gymnastik, Schlaf, Verdauung und Affekte – ein Grundschema von Regelkreisen, denen wir nunmehr – Punkt für Punkt – nachzugehen haben.

3. Die Praxis der Lebensführung

1) Zur Kultivierung der Umwelt

In den Mittelpunkt der Lebensführung tritt zunächst einmal ganz selbstverständlich die Welt, in der wir leben, eine Welt, die uns umgibt, aus der wir unsere Nahrung beziehen, in deren kosmischen Kreislauf wir eingebunden sind, in der wir atmen und existieren - vom ersten bis zum letzten Atemzug.

„Das erste, worauf wir unsere Aufmerksamkeit zu richten haben, ist die Verbesserung der Atemluft, danach die des Wassers, danach die Beschaffenheit der Speisen" (RS IV, 1). Aus der Luft der Umgebung nehmen wir das Pneuma auf und damit den Lebensgeist des Organismus (AA XIII, 1). Bei diesen natürlichen Lebensbedürfnissen gibt es - so argumentiert Maimonides - offensichtlich ein ganz elementares Gefälle:

„Alle Dinge, die den Lebewesen am nötigsten sind, sind überreichlich und beinahe umsonst zu haben. Was aber selten notwendig gebraucht wird, ist nur in geringem Maße vorhanden und ist sehr kostspielig. Das Notwendigste für den Kranken ist z.B. die Luft, das Wasser und die Nahrung. Tatsächlich ist das Bedürfnis nach Luft am stärksten; denn wenn sie dem Menschen auch nur durch den Bruchteil einer Stunde fehlte, müßte er sterben." Edles Gestein etwa würde keiner „für ein dringendes Bedürfnis halten, außer höchstens als Heilmittel". Dafür aber stünden uns nun alle wieder zahlreiche Kräuter zur Verfügung. „Alles dies aber gehört zu den offenbaren Wohltaten Gottes" (MN III, 12).

Der Umgang mit Licht und Luft, mit Wasser und Wärme allein schon erzieht uns zu einem zivilisierten Lebensstil. Der Mensch soll in möglichst zivilisierten Umweltverhältnissen seine Heimat finden. Das besagt, daß er eben nicht „in Wüsten und Gebirgen seinen Wohnsitz" nehme, daß er nicht „ein aus grober Wolle und Haaren gefertigtes Gewand" anziehe oder „sonst seinen Körper martern" solle. „Es ist allgemein bekannt, daß eine frische Luft, frei von jeder Verschmutzung, jedermann anzuraten ist, er sei gesund oder krank" (AA VIII, 1).

Dicht neben dem Nutzen der natürlichen Umwelt lauern aber auch die Noxen: die Gefahren aus der uns umgebenden natürlichen und technischen Umwelt. Die uns umgebende Umwelt ist äußerst empfindlich, und sie kann allzuleicht durch verschiedenste Dinge gestört werden. Erwähnt werden hier vor allem: schlechte klimatische Verhältnisse in den Städten, ihre hohen Häuser, die engen Gassen; aller Unrat an Abfällen und Abwässern; nicht zuletzt ein zu enges Zusammenwohnen der Bürger (AA XIII, 4). „In den großen Städten sind die Gebäude ziemlich hoch, die Straßen sehr eng; dazu kommt, daß der Mist und Abfall der Bewohner, ihr Kot, die Leichen, der Gestank von in Fäulins übergegangenen Speise usw. die ganze Luft verpesten und sie trüb, dunstig und widerlich machen. Von dem Maße der Verpestung aber hängt die Alterierung der Pneuma-Arten ab, ohne daß es dem einzelnen Individuum zu Bewußtsein kommt, wie sehr es davon betroffen wurde" (RS IV, 2).

Wenn man schon in großen Städten wohnen muß, dann solle man wenigstens solche Gegenden auswählen, die breite und offene Täler haben, den Nord- und

Ostwind hereinlassen und hoch auf Bergen liegen. Die Häuser sollen einen breiten Hofraum besitzen, durch den der Westwind wehen kann, vor allem aber die Sonne hereinkommt, die in der Lage ist, die schädlichen Miasmen zu töten. Auch kann man ja die Luft zusätzlich durch Gewürze und Räuchereien rein und gesund erhalten (RS IV, 2).

Vom richtigen oder schädlichen Dunst wird sogar unsere Kleidung betroffen. Empfehlenswert sind Schaffelle, auch der Pelz des Eichhörnchens, ungesund hingegen Wieselfelle und besonders Hirsch- oder Fuchspelze (RS IV, 16).

Unmerklich geht die Zerstörung der Umwelt um uns vor sich, in verschiedenen Phasen und mit verschiedenen Graden: lange Zeit latent bleibend, um dann in dramatischer Weise und mit einem Schlage manifest zu werden.

Durch schlechte Luft oder die Art der Witterung können schließlich auch die geistigen Funktionen Schaden nehmen. Der geistige Mensch kann nur in einer kultivierten Atmosphäre gedeihen. Daher sorge man stets für die Zufuhr reiner Luft, die auch unserem Geiste die ungeschwächte Denkkraft, die geistige Frische und ein gutes Gedächtnis verleiht. „Dies ist die erste und wichtigste Grundregel für die Körper- und Seelenhygiene“ (RS IV, 2).

Damit wären die elementaren Notwendigkeiten des Lebens erfaßt: Luft, Wasser, Nahrung. „Gott gab dem Notwendigen nach dessen Ordnung Dasein und Gleichmaß in die Schöpfung der Einzelwesen einer Gattung.“ Dies gilt nun auch für die Ernährung des Menschen!

2) Die Regulierung der Lebensmittel

Die Sorge um die Lebensmittel im engeren Sinne nimmt in den diätetischen Schriften des Maimonides einen überraschend breiten Raum ein. Die Nahrungszufuhr muß nach strenger Gesetzlichkeit in bezug auf Menge, Art, Zeitpunkt und Abfolge der Gerichte erfolgen. Alle Arten von Erkrankungen sieht Maimonides durch Ernährung und Verdauung mitbedingt. Essen, Trinken, Verdauen und Ausscheiden sind im wahrsten Sinne des Wortes: Lebens-Mittel als Mittel zum Leben.

Genau so wichtig wie Licht und Luft sind daher die Regeln beim Essen und Trinken. Speise und Trank aber gedeihen nur im mittleren Maß. „Eine überreiche Mahlzeit wirkt auf jeden Körper wie ein Gift und ist eine der Hauptursachen für alle Krankheiten.“ Der Weise trifft daher bewußt seine Auswahl und vertraut nicht seinen animalischen Instinkten. „Darum ißt er nicht alles, was der Gaumen begehrt, so wie Hund oder Esel dies tun.“ Meistens genügt schon die Hälfte einer Mahlzeit. „Man esse nicht, bis der Bauch voll ist, sondern um etwa ein Viertel weniger bis zur vollen Sättigung“ (MT 161).

Maimonides beruft sich hier auf die berühmte Talmud-Stelle: „Elijahu sprach zu Rabbi Nathan: Ein Drittel iß, ein Drittel trinke und ein Drittel laß leer, so daß du, wenn du in Zorn gerätst, voll wirst.“ Ganz ähnlich weiß dies auch der arabische Spruch. „Iß ein Drittel, trink ein Drittel, ein Drittel laß leer für das Nachdenken!“

In seinen „Diätetischen Aphorismen" hat Maimonides die Grundregeln noch einmal zusammengefaßt: Niemals essen ohne Hunger, nicht trinken ohne Durst, die Ausscheidungen niemals aufhalten (MT 161). (Vgl. auch: „Nunquam nisi fame stimulatus comedat homo, nisi sitibundus, bibat. Excrementa nec unum momentum retineat, sed cum opus fuerit, ut urinam mittat, vel alvum exoneret, statim locum petat idoneum" (Ed. Kirschbaum 1812, § 1).

„Wegen der Wichtigkeit dieser Regel warnen alle großen Ärzte vor der Übersättigung, und sie geboten, die Hände vom Essen zu ziehen, solange man noch Appetit hat" (RS 61). Die Kenntnis solcher Regeln sei in der Praxis „eines der hilfreichsten Dinge im Bereich der Medizin überhaupt, eben wegen der ständig notwendigen Nahrungszufuhr, und dies sowohl in gesunden als auch in kranken Tagen" (MA X, 2). Es folgen alsdann detaillierte Speiseregeln (l.c. 1–89).

Zur Qualität der Nahrungsmittel

Als Grundregel bei Speis' und Trank gilt: wenig und gut! Daher sei die Qualität der Nahrung überaus wichtig; kluge Ärzte hätten darüber dicke Bücher geschrieben. Als bestes Nahrungsmittel gilt das Brot: nicht aus Feinmehl, sondern durchgesiebt, mit einer Portion Salz versehen, gut durchgeknetet und im Ofen ausgebacken.

„Beim Brot soll man kein Weißmehl bereiten; man weiche es nicht im Wasser, wie es sonst Sitte ist; man bemühe sich vielmehr, es durchzusieben, bis nichts dabei von Kleie übrig bleibt; man bemühe sich bei seinem Kneten so weit, bis das Salz sichtbar wird und die Säuerung in Erscheinung tritt. Die kleinen Brotlaibe seien frei von Brotkern; man backe im Erdofen oder im Backofen; der Erdofen aber ist besser" (Kroner 1928, 75).

Ständige gesunde Speisen sind neben dem Brot der Wein und das Fleisch, wobei wiederum jeweils differenziert werden muß: Man nehme nur zartes, nicht zu fettes Fleisch von jungen Tieren, am besten von Junghühnern (die Haltung und Fütterung des Geflügels wird eingehend geschildert und entspricht fürstlicher Hofhaltung). Die jungen Hühner kommen in einen weiträumigen Käfig, frei von Mist oder Unrat. Das Futter aus Gerstenmehl wird mit frischer Milch geknetet und mit trockenen Feigen gemischt. Dazu kommen Getreidekörner, in Wasser aufgeweicht. Die Hähnchen weisen dann ein leichtes und weißes Fett auf, das den Körper erfrischt und aufbaut. „Diese Maßnahme hat sich bewährt, und ihr Nutzen ist offenbar" (MR 20).

Als beste Fleischsorte gilt zudem das Fleisch von den Schafen, die auf abschüssigen Wiesen weiden und noch jung sind, dabei nur mittelmäßig fett. Nahrhaft sei vor allem der Brustteil, der am Knochen haftet; alle Eingeweide soll man lieber lassen. Auch frisch gemolkene Milch ist ein gutes Nahrungsmittel, falls sie kein saures Aufstoßen erzeugt und keine Gase bildet. Man solle ihr etwas Honig und ein Körnchen Salz beigeben, damit sie nicht zu rasch im Magen gerinne. Am leichtesten verdaulich sei die Ziegenmilch, zu empfehlen auch die von Kamelstuten.

Ganz streng sind die Anweisungen zur Herstellung der berühmten „Gerstenschleimsuppe“: Man nehme von der entschälten, ein halbes Jahr gelagerten Gerste 40 Drachmen, gestoßen vom Erdrauch, Endiviensamen, Mohnsamen, Sandelholz je 2 bis 4 Drachmen, dazu noch Narde und gelbes Olivenöl. Das alles kommt in ein Gefäß mit etwa tausend Drachmen Wasser. Man stelle es auf einen Kohlenofen, bis etwa die Hälfte des Wassers verdampft ist. Dann gebe man 6 Dirhem Weinessig dazu und koche weiter, bis etwa ein Viertel Gemisch von rötlicher Farbe übrigbleibt. Dann seihe man das Ganze durch und gebe eine halbe Drachme Salz in das Filtrat. Eine Stunde danach nehme man noch einen Löffel von Limonadesirup dazu (MR 21).

Diese Gerstenschleimsuppe sollte zur täglichen Gewohnheit werden. Denn sie vertreibt mit Leichtigkeit die melancholischen Säfte, neutralisiert ungeordnete Säftemischungen, beseitigt Entzündungen, koaguliert die zum Herzen und zum Gehirn aufsteigenden Gase, kühlt den Organismus gleichmäßig ab und hebt so den Allgemeinzustand. Schon Hippokrates habe die zahlreichen Vorzüge dieser Suppe mit den Worten gerühmt: „Sie bringt zusammen, was sich gehört, zusammen zu sein!“ (MR 21).

Als Maßstab für den Genuß leiblicher wie geistiger Kost führt Maimonides den Honig an, „die angenehmste aller Speisen“. Ißt man ihn mit Maß, so nährt er den Menschen „und schmeckt ihm gut“; ißt er indes zuviel, so läßt er erbrechen, und man verliert alles (MN I, 32). Das Beispiel vom Honig aber nennt Maimonides „ein wunderbares Gleichnis“, da hier die Wissenschaft mit einer Speise verglichen wird. Auch bei der Erkenntnis müsse man an der „richtigen Grenze“ stehenbleiben, um in Behutsamkeit in ihr vorwärts zu schreiten.

Schädliche Nahrungsmittel

Als grundsätzlich schädlich gelten: alle den Geschmack abstoßenden Speisen wie: saure, bittere und scharfe Nahrungsmittel. Schädlich sind ferner: die meisten Fische (Ausnahme: Sardinen, auch Lachs, in mäßigen Portionen), Gemüsearten wie Knoblauch, Zwiebeln, Kohl, Rettich, Auberginen (Ausnahme: die gelbe Wassermelone, die man bei Tagesbeginn und auf nüchternen Magen nehmen soll), ferner alle verdorbenen Nahrungsmittel und kein trübes oder lauwarmes Wasser.

Alles, was die Bäume erzeugen, sei schlecht, behauptet Maimonides mit Galen. „All das aber ist sehr nützlich für bestimmte Krankheiten. Ihre Wirkung ist eben anders als Nahrung und anders als Heilmittel. Und das ist jedem klar, der etwas von der Medizin versteht“ (Muntner 1966, 69).

Im einzelnen bemerkt Maimonides zu den schädlichen Nahrungsmitteln. „Es gibt Speisen, die ganz besonders schädlich sind und die man niemals essen soll, z.B. die großen Salzfische, die alt sind, der alte, gesalzene Käse, die Trüffel- und Pilzsorten, das alte, gesalzene Fleisch und der Wein, der aus der Kelter kommt. Desgleichen ein Gericht, das lange gestanden hat, so daß es sein Aroma verlor.

Ferner eine jede Speise, die einen schlechten Geruch oder bitter ist. Sie verhalten sich zum Körper wie Gifte" (Muntner 1966, 175).

Neben den festen Speisen verdienen Flüssigkeiten jeder Art eine besondere Beachtung. Wasser gilt als ein den Appetit förderndes und den Magen anregendes Genußmittel, wenn man es nicht zu kalt und zu rasch trinkt. „Führe es durch deinen Mund behutsam in einen dünnen Kanal; denn wenn es auf einmal den Gaumen berührt, schadet es ungeheim." Erdiges Wasser solle man mit Essig oder Sand klären. Am gesundesten ist abgekochtes Wasser, zu warmes schwächt den Magen (Kroner 1914, 258).

Vom Genuß des Weines

Was den Wein angeht, so ist Maimonides - wie auch die meisten seiner arabischen Kollegen - diesem gegenüber durchaus ambivalent eingestellt. Wein ist als Stärkungsmittel nicht nur ein Lebensmittel, sondern auch ein Heilmittel. Seine kräftigende Wirkung zeigt sich besonders beim alternden Menschen und je höher das Alter ansteigt. Die Jugend hingegen sollte sich vom Weingenuß tunlichst enthalten(Kroner 1914, 259).

„Der Wein ist eine Speise und kein Medikament; er ist eine sehr gute Speise, und die guten Speisen machen weder warm noch kalt. Nur bildet sich durch ihn ein wertvolles Blut bezüglich der Natur des natürlichen Blutes, welches warmfeucht ist" (Kroner 1928, 64). Man trinke den Wein allerdings nur in vernünftigen Mengen, sonst bringt er einem nur Ärger ein und Beschämung. Der Wein korrumpiert dann unser psychisches Verhalten und untergräbt die Schärfe und Klarheit der geistigen Gedankenwelt (MA XVII, 26).

Besonders empfohlen wird der „gewürzte Wein", wenn man ihm ein Zehntel Rosenwasser beimischt, da er die Stimmung hebt, ohne trunken zu machen, dem Gehirn nicht schadet und den Magen kräftigt. Einnehmen soll man ihn vor allem zur Zeit des Schlafengehens, da er die Verdauung fördert, die Ausscheidungen anregt und störende Gedanken verscheucht (MR 2). Ähnliches gilt für ein „Hydromel", bereitet aus feinem Weißwein und Bienenhonig. „Dieser Trank ist ganz vorzüglich, stärkt den Magen und das Herz, belebt die Verdauung und hebt die Stimmung. Er wirkt auch auf die Entleerung der Exkremente erheblich fördernd. Ich selbst habe das ausprobiert, aber auch viele andere haben es oft erprobt und als nützlich bestätigt" (MR 20).

Trotz eines vielfachen Verbotes wird der Wein von Maimonides durchaus empfohlen, „nicht um das Gesetz zu perhorreszieren, sondern weil die ärztliche Kunst es erfordert" (MR 22). „Es wissen ja die Theologen so gut wie die Ärzte, daß im Weine für den Menschen Nutzen liegt. Der Arzt ist nun, soweit er Arzt ist, verpflichtet, die Art eines nutzbringenden Regimes anzugeben, sei es nun verboten oder erlaubt. Der Patient hat dann die freie Wahl, es zu tun oder nicht zu tun!" (Kroner 1928, 84/85).

Vor einem unmäßigen Weingenuß wird allerdings energisch gewarnt, da er schon so viele ins Verderben gestürzt habe. „Trinkt der Weise Wein, so geschehe es nur, um die Speisen in den Eingeweiden zu erweichen. Berauscht er sich, so sündigt er und bringt sich um seine Achtung und Weisheit“ (MT 179). Gleichwohl wünschen die meisten Menschen, sich wenigstens einmal im Monat so richtig zu besaufen (RS IV, 10). Wer sich auf diese Weise willenlos dem Wein hingibt, der ist gefährlicher als Schlangen und Basilisken.

Als besonders schimpflich wird die Trunksucht angeprangert, die denn auch recht drastisch geschildert wird: „Die Vereinigung zu einem Trinkgelage mußt du als schimpflicher ansehen als eine Versammlung nackter Männer mit entblößter Scham, die sich am hellichten Tage in einem Hause umdrehen und ihre Notdurft verrichten. Als Erklärung für diese Behauptung diene, daß die Verrichtung der Notdurft etwas Unvermeidliches ist, welches aufzuschieben der Mensch kein Mittel hat; hingegen ist die Trunkenheit die freigewählte Tat eines schlechten Menschen“ (MN III, 8).

Daraus der Schluß: „Wer sich vor dem Weine in acht nimmt, wird ein Heiliger genannt“ (MN III, 315).

Eine Ausnahme will Maimonides allerdings generell zugestehen: den Weingenuß alternder Menschen. Wein gilt auch ihm als die Milch der Alten. „Je älter ein Mensch an Jahren wird, desto nützlicher ist der Wein für ihn. Von allen Menschen am nötigsten haben den Wein die alten Leute“ (RS IV, 10). Wein und Honig seien den Kindern schädlich, „alten Leuten hingegen zuträglich, besonders im Winter. Im Sommer esse man im allgemeinen zwei Drittel von dem, was man im Winter essen würde“ (Vinum et mel parvulis non conducunt, senibus vero optime, praecipue in hieme. - Aphor. diaet. § 12).

Mit der Empfehlung des Weines für ältere Leute wird nun unmittelbar verbunden auch eine eigene Ernährungslehre für das Greisenalter. Der ältere Mensch soll drei Mahlzeiten pro Tag einnehmen, jedoch jeweils nur mäßig verzehren. Nach dem Nachtschlaf sollten Greise sich salben, dann langsam spazierengehen, darauf in warmem Wasser baden, ein Schlückchen Wein trinken und warme Speisen genießen. Das Brot sollte besonders sorgfältig zubereitet sein; Milch sei nur bei guter Verdauung zu trinken. Mit Früchten und Fleisch haben ältere Leute vorsichtig umzugehen (.lc. XVI).

Zum Verhalten bei Mahlzeiten

Vor dem Essen sind Spaziergänge oder andere körperliche Betätigungen zu empfehlen, damit sich der Körper erwärme. Danach soll man eine kurze Ruhepause einlegen, damit sich die Seele beruhige und sich zum Essen bereite. Während der Mahlzeit soll man sitzen und sich dabei mehr zur linken Seite neigen. Nach dem Essen ist abermals eine Ruhezeit angezeigt, ehe man sich wiederum der Bewegung widmet. Bevor die Speise verdaut ist, solle man weder reiten noch arbeiten noch lustwandeln. „Wer aber dennoch nach dem Essen umhergeht oder sich anstrengt, der zieht sich böse und schwere Krankheiten zu“ (MT 163).

In der Tätigkeit des Essens allein schon findet die Sprachwissenschaft zweierlei Bedeutungen: einmal das Schwinden des Dinges, das gegessen wurde und nun seine frühere Form verliert; sodann das Aufnehmen der Nahrung zum Zwecke des Wachstums, der Erhaltung und der fortdauernden Existenz. Hunger und Durst können aber auch rein metaphorisch verstanden werden als Bedürfnis nach Bildung und nach geistiger Kost.

In beiden Bereichen aber sind Nutzen und Noxen gleicherweise verteilt. Man soll seinen Leib nicht so auffüllen, daß er berste: „Solcherart ist das Mahl der Frevler!" Wer aber so weise ist, „seine Gelüste zu bezähmen, sich nicht von ihnen hinreißen zu lassen, sich ihrer ganz und gar zu enthalten und sie nur als Heilmittel zu benutzen, der heißt ein Held!" (MT 167).

3) Im Rhythmus von Bewegung und Ruhe

Bewegung und Ruhe bilden den Rhythmus des Alltags und dienen wie nichts anderes einer gesunden Lebensführung. „Es gibt keine Sache, die das Training übertrifft. Durch Übungen kommt die Zirkulation der Körpersäfte ins Rollen, und alle Schlacken werden entfernt. In der Bewegungslosigkeit indes erstickt der Stoffwechsel, und die Schlacken stauen sich."

Bewegung gehört zu den „Vorzügen der Lebewesen" und ist „für ihre Vollkommenheit unerläßlich". Alle bedürfen der Bewegung, „um dem zuzustreben, was ihnen dienlich und vertraut ist, und das zu vermeiden, was ihnen schädlich oder zuwider ist" (MN I, 26). Auch die Ruhe ist nur Attribut der Bewegung, weil Ruhen eine vorhergegangene Bewegung voraussetzt wie sie auch notwendig aller Bewegtheit folgt.

Wenn es um die Erhaltung der Gesundheit geht, ist kein Moment so wichtig wie eine adäquate Bewegung. Der körperlichen Übung mißt Maimonides gelegentlich eine noch größere Bedeutung bei als der Güte der Nahrungsmittel. Allerdings müsse die Übung so intensiv erfolgen, daß es dabei zur Beschleunigung der Atmung kommt und damit auch zu einem „Aufflammen der natürlichen Wärme" (MA II, 18).

Vor den körperlichen Übungen soll man seinen Leib reiben und massieren. Man trainiere zunächst langsam und steigere sich dann bis zu einem Optimum. Man kann dies wiederholen, solange die Temperatur normal ist und der Schweiß fließt. Danach reibe man den Körper mit Öl ein und massiere ihn mäßig. Nach dem Bad gönne man sich ein Mahl (MA XVIII, 14/15).

Bei allem Training achte man in erster Linie auf die Erhaltung der natürlichen Wärme. Sie wird am ehesten gesichert durch maßvolle körperliche Übungen, die Leib wie Seele gleichermaßen wohltun (MA XVII, 6). Durch solche Gymnastik kann der Schaden vieler übler Gewohnheiten, denen die Menschen zum Opfer fallen, behoben werden. Unter den vernünftigen Sportarten zählt Maimonides auf: Ballspiele, Ringkampf, Boxen und Fechten, aber auch alle Arten von Atemübungen. Töricht hingegen sind die Leute, die sich allzu starken Übungen, wie Steinwälzen oder Gewichtheben, hingeben. „Nicht jeder verträgt die körperliche

Überanstrengung; sie ist außerdem unnütz." Solche Athleten trocknen nur ihre Körpersäfte aus; „sie werden steifmuskelig, gefühllos, wenig gebildet. Daher haben Boxer und Schwerathleten oft einen Bauernverstand."

Sport, mit Spiel verbunden, allein erfreut das Herz. „Das Spiel und die Freude sind beim Sport von großer Wichtigkeit. Sollen doch mit den körperlichen auch die geistigen Kräfte gestählt werden!" Bei stetiger, stetig ansteigender Gymnastik werden ja nicht nur die Glieder erwärmt, sondern wird auch der Geist frischer. Übungen als Spiel sind daher zu bevorzugen, weil das Spielen das Gemüt erfreut und von melancholischen Anwandlungen fernhält. Das seelische Vergnügen sei letztlich wichtiger als alle bloß körperlichen Leistungen. Daher sollen auch ältere Leute noch die körperlichen Übungen regelmäßig ausführen. Maimonides hält es für falsch, wenn der Greis nur der Ruhe pflegt.

Diese Einstellung gilt auch für die körperliche Arbeit, die durchaus zum „exercitium" zu rechnen sei. Seinem Schüler Joseph ben Jehuda schreibt Maimonides: „Ein kleines Geldstück, aus eigener Hände Arbeit gewonnen, ist mehr wert als aller Reichtum des ‚Fürsten des Exils', aus den Gaben anderer aufgespart" (Kroner 1914, 251). Eine „hohe Stufe" nennt Maimonides es, „sich von seiner Hände Arbeit zu ernähren, und das war auch die Weise der frühen Frommen". Jedes Lernen, das nicht mit Arbeit verbunden sei, „wird schließlich zunichte und wird Sünde verursachen, und der Mensch kommt dahin, das Geschöpf zu berauben" (Glatzer 1966, 79). Daher gelte als Grundregel: „Arbeite, mühe dich, iß mäßig und erhalte dir offenen Leib, so wird dich nicht nur keine Krankheit heimsuchen, sondern du wirst sogar an Kräften zunehmen" (MT 169).

Die vernünftige Bahn freilich bietet das Gleichgewicht zwischen Bewegung und Ruhe. „Balanciere den Gang deines Fußes", zitiert Maimonides das Buch der Sprüche (4, 26), „auf daß alle deine Wege gerade seien". Leben selbst ist bewegte Erfahrung, ein gebildeter Fluß, ein stetig zu aktivierendes dynamisches Gleichgewicht.

In der bewußten Rhythmisierung von Bewegung und Ruhe lernt der gebildete Mensch am ehesten den vernünftigen Umgang mit dem eigenen Körper, den zu kultivieren Aufgabe jeder Lebensführung ist. Klug auf seinen Körper zu achten, ist die Voraussetzung der leiblichen und seelischen Gesundheit: „Würde nämlich der Mensch auf sich selbst so achtgeben, wie er auf sein Tier achtgibt, auf dem er reitet, so würde er von vielen Krankheiten verschont bleiben. Jeder vernünftige Mensch berücksichtigt ja die Arbeitsleistung und Ermüdung seines Tieres, damit es gesund bleibe und nicht erkranke". Gilt dies nicht auch für unser eigenes Verhalten? „Mit seinem eigenen Körper geht der Mensch freilich nicht so um und bedenkt nicht das Maß seiner körperlichen Leistungsfähigkeit, die doch einer der wichtigsten Grundlagen zur Erhaltung der Gesundheit ist wie auch zur Verhütung der meisten Krankheiten" (RS 63).

„Zeit der Ruhe und der Muße" (MN III, 43)

Mit dem Sabbat hat Gott uns das „Gebot der Arbeitsenthaltung und der Ruhe" gegeben, um zwei Dinge zu verkünden: Einmal sollen wir erkennen, daß die Welt erschaffen ist und wir Gott als ihren Schöpfer anerkennen; zum anderen sollen wir spüren, daß Gott uns vom Frohndienst Ruhe verschafft und dem Körper einen gedeihlichen Zustand gönnt (MN II, 31). Mit dem Sabbat ist uns folglich eine zweifache Wohltat geschenkt: eine leibliche, indem Gott uns die Befreiung aus Sklavenarbeit zeigt, eine geistige, indem Er uns in ruhiger Beschaulichkeit zu wahrer Erkenntnis verhilft.

Wer aber nur träge dasitzt „und nicht arbeitet, seine Notdurft aufhält oder an Verhärtung leidet, der wird – mag er sich auch noch so sehr an die Regeln der Gesundheit halten – sein Leben lang Schmerzen haben, und seine Kräfte schwinden hin" (MT 169).

Alles kommt auch hier an auf Mitte und Maß. Zuviel Ruhe und Sorglosigkeit führen nur zu oft zu leiblicher Verweichlichung und sittlicher Erschlaffung: „Die Ruhe bewirkt, daß die Tapferkeit schwindet, während die Nahrungssorge und die Arbeit Tapferkeit verlangen" (MN III, 24). Gleichwohl legt Maimonides größten Wert auf die dem Menschen nun einmal zustehende Ruhe-Zeit des Lebens: „Der siebente Teil des menschlichen Lebens soll dem Wohlbehagen und der Ruhe von Arbeit und Mühsal gewidmet sein." Daher empfiehlt er den Menschen auch die Feste, jene Feste, die zur „Erweckung froher Stimmung" dienen wie auch jene, welche „die Liebe hervorrufen" (MN III, 43).

4) Kultivierung von Schlafen und Wachen

Nach den 24 Stunden seines Tag- und Nacht-Rhythmus soll der gebildete Mensch womöglich ein Drittel schlafen. „Tag und Nacht haben 24 Stunden. Dem Menschen genügt es, ein Drittel davon zu schlafen" (MT 163). Der Schlaf soll daher acht Stunden dauern; vor Sonnenaufgang stehe man von seinem Lager auf. Man schlafe aber weder auf dem Gesicht noch auf dem Rücken, sondern auf der Seite, zunächst links, dann rechts. Man schlafe nie bei Tage (MT 163). Unmittelbar nach dem Nachtessen soll man sich zur Ruhe begeben.

Eingeflochten in die kosmischen Perioden von Tag und Nacht überläßt sich der Mensch in Ruhe der Nacht, um sich im hellen Tag für das wache Sein bereitzuhalten.

In seinen „Responsen" erzählt Maimonides: „Ärzte und Philosophen berichten, daß der bei langsam gedämpften Saitenspiel eingeleitete Schlaf ein erholsamer sei, der auch auf die Seelenkräfte günstigen Einfluß hat, indem er Charaktereigenschaften verbessert und eine bessere Beherrschung der körperlichen Funktionen bewirkt." Auch vom heilsamen Schlaf ist allenthalben die Rede: „Der Schlaf wirkt sich am günstigsten aus, wenn sich die Krankheit im abnehmenden Stadium befindet. Schlafen verhindert das Austrocknen im Abdomen. Das kommt daher, weil mit jeder Inspiration die Luft ausgetrocknet wird, während sie im Schlafen diese befeuchtet" (MA VIII, 33).

Wenn der Schlaf normal ist, so ist das „ein großes Glück und ein klarer Beweis dafür, daß die melancholischen Dünste nicht das Gehirn belästigen und nicht seine Natur alterieren" (Kroner 1928, 71). Dies gilt nun auch für den Traum.

Vom Traumleben

Ein gesunder Schlaf ist nicht zuletzt die Voraussetzung für ein gesundes Traumleben. „Es ist ja bekannt, daß der Gegenstand, mit dem sich der Mensch zur Zeit seines Wachens und des Gebrauchs seiner Sinne vorwiegend beschäftigt, auf den er seine Aufmerksamkeit richtet und den er begleitet, derselbe ist, an dem die Einbildungskraft zur Zeit des Schlafes tätig ist, wenn die Vernunft ihrer Fähigkeit entsprechend ihre Emanationen über sie ergießt. Beispiele dafür sowie vieles Reden darüber sind überflüssig. Denn diese Sache ist so einleuchtend, daß sie beinahe jeder Mensch weiß" (MN II, 36).

Maimonides führt alsdann vielerlei Vergleiche zwischen der Imagination im Traumleben und der Prophetengabe an. Die Ursache der wahren Träume gleicht daher der Ursache der Prophetie, wenngleich diese sehr selten sei. Von sechzig Träumen, sagt der Talmud, ist einer prophetisch. Man hat den Traum gleichsam als „Vorfrucht der Prophetie" bezeichnet, als eine Art „Abfall", so wie eine Frucht nämlich, ist sie reif geworden, von alleine abfällt (MN II, 36).

„Ebenso ist die Tätigkeit der Einbildungskraft zur Zeit des Schlafes die gleiche wie die zur Zeit der Inspiration, nur ist sie noch mangelhaft und nicht zu ihrer höchsten Stufe gelangt." Im Grunde aber sei jeder Mensch zur Prophetie befähigt, unter der Voraussetzung, daß seine Gehirnsubstanz in Ordnung ist und seine materiellen Funktionen die gesunden Mischungen besitzen (MN II, 36).

5) Regulierung der Stoffwechsel-Kreisläufe

Der Nahrungsvorgang als solcher erscheint bei Maimonides in einem in sich geschlossenen Kreislauf: Die Nahrungszufuhr bildet dabei den Anfangspunkt der Verdauung, die Exkretion deren Endphase. Besonders sorgfältig beobachtet werden hierbei die Verdauungs-Prozesse: Verdauung vollzieht sich in drei Stufen: im Magen, in der Leber und in den Organen selber. Bei schlechter Verdauung werden alle Organe in Mitleidenschaft gezogen. Bei der Obstipation vor allem entstehen „schlechte Dämpfe", welche die „humores" und „pneumata" beeinträchtigen. Als Folge davon bilden sich Melancholie, Verwirrung und Depression aus (RS III, 1).

Sobald man den Drang zum Harnen oder Stuhlgang spürt, soll man für Öffnung sorgen. Das Hinhalten von Stuhl und Urin kann verhängnisvolle Folgen haben. Nicht einen Augenblick solle man daher verhalten! Enthaltung von Harnen und Stuhlgang verursacht Flatulenz, Kopfschmerzen und melancholische

Gedanken (Kroner 1914, 260). Man sorge daher dafür, daß man die Verdauung regele. „Es ist dies eine Hauptregel der Heilkunst!"

Als Mittel gegen Verstopfung empfiehlt Maimonides: in Salz Gekochtes, mit Olivenöl vermischt; in Grünkraut gekochtes Wasser; Kohl mit Olivenöl und Salz zubereitet; Honig mit warmem Wasser gemischt - und dies alles, „bis sein Leib wieder in Ordnung ist" (MT 169).

Ganz besonders bemüht sich Maimonides - schon im Interesse seines Auftraggebers des Sultans al-Afḍāl - um extreme Situationen des Stoffwechsels wie Verstopfung und Durchfall. Bei derartigen Leiden reiche allerdings meist schon die Selbsthilfe der Natur aus, so daß es unnötig sei, die Hilfe der Medikamente in Anspruch zu nehmen. Würde man den Kranken in Ruhe lassen, so würde das betreffende Organ sich bald erholen und zu seiner natürlichen Funktion zurückkehren. Wenn man aber immer wieder durch Mittel nachhelfe, würde diese Anleitung zur Gewohnheit, und so oft eine Schwächung auftrete, bedürfe sie einer an sich unnötigen Anregung von außen (RS IV, 3).

Man hüte sich daher, Medikamente zu nehmen. Fängt man nämlich einmal an, bei jeder kleinsten Unpäßlichkeit schon medikamentös zu behandeln, so läuft man Gefahr, den Schaden zu verschlimmern oder aber sich an die Hilfsmittel zu gewöhnen. „Damit erzieht man die Natur zur Nachlässigkeit und bringt sie dazu, daß sie ihre Aufgaben nur noch mit künstlicher Hilfe von außen ausführt." Von dem von ihm sehr geschätzten andalusischen Arzt Ibn Zuhr will Maimonides gelernt haben: „Ich habe niemals ein starkes Abführmittel zu trinken verordnet, ohne daß ich mir das gründlich einige Tage vorher überlegt hätte und ohne daß mein Herz - einige Tage danach noch - nicht aufgeregt gewesen wäre" (RS IV, 8).

Von großer Bedeutung erscheint auch das künstliche Erbrechen, von dem manche annehmen, es müsse wenigstens einmal im Monat nach Einnahme der Mahlzeit durchgeführt werden. Maimonides zählt die verschiedensten Emetica auf und erwähnt, daß Übungen nach der Einnahme des Brechmittels sich günstig auswirken könnten, so wie das ja auch von den Seeleuten bei ihrer „nausea maris" geschehe (MA XIV, 12).

Auf die Abführmethoden geht Maimonides mit ungewöhnlicher Breite ein, wobei er sich durchgehend auf die Auffassung des Ibn Zuhr beruft (MA XIII, 44-49). Er erwähnt auch einen Versuch, den er an sich selbst durchgeführt hatte, um den Magen vom überschüssigen Phlegma zu reinigen (MA IX, 15). Will man bei Säuglingen abführen, so gebe man den Ammen oder Müttern Abführtränke oder gebe der Muttermilch Purgativa bei (MA XIII, 32). Bei Vaginalentzündungen oder Hämorrhoiden wähle man lieber linde Klistierformen(l.c. 39).

Seiner eigenen Erfahrung nach könne man abführende Getränke auch mit Wein mischen. Maimonides schreibt dazu: „Ich habe das häufig verordnet, um den Kopf von schädlichen Säften zu reinigen, und habe dabei eine ausgezeichnete Reinigung auch des Gehirns beobachten können, und zwar so sehr, daß diese Medikation alles andere in Schatten stellt" (MA XIII, 50).

Vom Aderlassen

Am Rande des Stoffwechsel-Kreislauf rangieren der Aderlaß und das Badewesen. Maimonides warnt vor exzessivem Aderlassen. Nach den Regeln der Diätetik sollen bei Aderlaß Lebensalter, Tageszeit sowie die Jahreszeiten berücksichtigt werden. „Man gewöhne sich nicht an allzu häufiges Aderlassen, tue es vielmehr nur, wenn es sehr nötig ist. Man lasse weder zur Sommer- noch zur Winterzeit zur Ader, sondern nur im Frühling und im Herbst, und auch dann nur selten. Hat man das 50ste Jahr erreicht, so lasse man ganz davon ab“ (MT 173).

Unter Berücksichtigung des Lebensjahres, der Jahreszeit und der jeweiligen körperlichen Disposition darf man zur Ader lassen bei: Podagra, Gliederweh, Epilepsie, Melancholie, bei Leber- und Lungenleiden, bei Hämorrhoiden oder auch bei Frauen mit Menstruationsstörungen. Man esse und trinke am Tage des Aderlasses weniger als sonst; zu empfehlen ist eine Suppe von jungen Hühnern, mit Malve, Spinat oder Mangold gekocht (AH VI).

Eine Phlebotomie ist indiziert: bei besonderer Heftigkeit des Leidens zur jetzigen Zeit oder in naher Zukunft; wenn der Patient nicht zu alt oder zu jung ist und wenn die Resistenz des Organismus ausreichend scheint (MA XII, 1). Während der Venaesectio habe man das Gesicht des Patienten zu beobachten und den Puls zu überprüfen. Werden die Herzschläge arrhythmisch, hat man die Phlebotomie sofort zu unterbrechen (l.c. 18).

Zum Badewesen

Ein Vollbad sollte nur jede Woche einmal genommen werden, da das tägliche Baden den Schleim faulig mache. Ein Kurzbad jedoch könne sich ganz gut auswirken, besonders bei älteren Leuten. Baden sollte man am besten nach stattgehabter Verdauung und vor deutlich zu spürendem Hunger. Vor dem Bad reinige man sich mit einem sauberen Leintuch die Haut vom Schweiß, dann wasche man den Körper und wähle dabei eine angenehme Badetemperatur. Den Kopf solle man nur in möglichst warmem Wasser baden; denn selbst das lauwarme Wasser brächte dem Gehirn Kälte und damit Schwäche (RS IV, 1). Das Dampfbad gelte als einer der besten Wohltaten für einen, der seinen Körper von den Verdauungssäften reinigen will (MA IXX, 4). Es folgen ausführliche Baderegeln wie auch zum Verhalten nach dem Bad (l.c. 5–39).

Nach dem Bade spüle man sich ab und bedecke den Kopf mit einer Mütze, damit er keine kalte Luft bekommt. Im Winter ist es zu empfehlen, sich nach dem Abspülen mit Öl einzureiben. Man hüte sich vor dem Genuß von kaltem Wasser nach einem Bade. Hat der Organismus sich vollständig beruhigt, darf man sich dem Essen widmen; heilsam ist aber auch ein kurzes Schläfchen (RS IV, 11; vgl. auch MT 172/73).

Aus seiner eigenen Erfahrung weiß Maimonides zu berichten „Ich gehe nur zur Untergangszeit der Sonne ins Bad und gehe dann zu Bett in Erwartung eines tiefen Nachtschlafes“ (AA X).

Zur Hygiene des Geschlechtslebens

An Literatur über das Sexualleben bestand im arabischen Mittelalter kein Mangel (vgl. Literatur-Übersicht bei Gorlin 1961, 15-19). Sie gliedert sich in der Regel in: erotische Anweisungen (eine Art „Ars amandi"); gynäkologische Informationen (coitus, graviditas, partus); Geheimnisse des Ehelebens (De secretis mulierum) sowie Traktate über Aphrodisiaca und Anti-Aphrodisiaca.

Im Gegensatz zur liberalen Sexuallehre der arabischen Klassiker der Medizin zieht Maimonides dem Geschlechtsverkehr engere Grenzen. Aufgabe des Verkehrs ist eher „die Heiligung des Lebens" als die Förderung der Gesundheit oder gar die Erhöhung der Genüsse. Hier greift Maimonides auf Aristoteles zurück, der den Tastsinn als die „niederste" Sinnesmodalität beschrieben hatte. Leibliche Genüsse fahren zu lassen und sie zu verachten, das sei die erste Stufe für Männer der Wissenschaft. Dies gelte besonders für die Sinnlichkeit, „die uns, wie Aristoteles sagt, zur Schande gereicht", und vor allem für die „verächtlichste von allen, für den Beischlaf" (MN II, 40). Den Tastsinn besäßen wir wie die übrigen Tiere, „und wir benehmen uns damit wie Tiere", während bei den Genüssen der höheren Sinne, obschon sie körperlich sind, doch auch solche vorkommen, „die dem Menschen als Genüsse gelten, insofern er ein Mensch ist" (MN II, 36).

In der „Sprache der Heiligkeit" - sagt Maimonides - existiert nicht einmal ein Name für die sexuellen Organe weder des Mannes noch des Weibes, und auch nicht für den Zeugungsvorgang selbst noch für Samen oder Exkremente (MN III, 8). Die hebräische Sprache spreche davon nur in Metaphern und mittels Andeutungen. So heißt Urin „Wasser der Füße", der Samen „Samenschicht", der Akt „beiwohnen" oder „die Scham entblößen" etc.

Maimonides begrüßt daher den eher gemäßtigten Geschlechtsverkehr, da der Körper bei jedem Akt „lebenswichtige Säfte" verliert und damit an „Lebenskraft" einbüßt. Deshalb wird sogar die Beschneidung befürwortet, weil sie „die Erektionskraft schwächt und die Sinnenlust mindert". Im „Führer der Unschlüssigen" heißt es: „Auch die Reinigung der Gewänder, das Baden des Körpers und die Reinigung vom Schweiße gehören zu den Zielen des Gesetzes, stehen jedoch weit hinter der Reinheit des Herzens von unlauteren Gesinnungen und schlechten Sitten zurück."

Gleichwohl hat Maimonides eine eigene Schrift „Über das Geschlechtsleben" verfaßt, vermutlich die erste seiner medizinischen Schriften" (um 1190). Sie geht zurück auf eine Anfrage eines Neffen Saladins, des Sultans Al-Muẓaffar Umār b. Nūr ad-Dīn (um 1179-1192). Der Maimonidische Trakta „De coitu" geht aus von der Physiologie des Beischlafs, behandelt dessen Nutzen und geht alsdann ausführlich auf stimulierende Mittel ein. Beim Umgang mit Aphrodisiaca sei allerdings Vorsicht geboten. Bei der Intimpflege werden weiterhin Mittel zur Parfümierung des Mundgeruchs empfohlen wie auch zur Verdeckung einer stattgehabten Defloration.

Maimonides räumt zunächst ein, daß das Interesse aller Menschen am Geschlechtsverkehr groß sei. Die meisten wollen den Koitus ausüben: „zu jeder Zeit und Gelegenheit, die sich nur bietet" (RS IV, 9). Dabei sei doch allen Fachgelehrten bekannt, daß der Beischlaf den Menschen schwächt, ausgenommen solcher von starker Konstitution. Er beschreibt alsdann die verschiedenen Temperamente in sexualibus und betont, daß sexuelle Aktivität nicht nur eine natürliche Funktion sei; sie sei abhängig von der Ernährung, von psychischen Einflüssen wie auch von Medikamenten.

Als geeignete Zeit für den Coitus wird die Phase nach der Verdauung einer Mahlzeit oder am Ende der Nacht empfohlen. „Der Akt trete weder bei Hunger oder Leere des Magens ein, noch bei Anfüllung des Magens mit der Speise. So ist es auch mit dem Trinken des Weines" (Kroner 1928, 82). Im Winter solle man den Geschlechtsverkehr tunlichst einschränken (AA X, 9). Wenn einer allerdings „Schwere in seinen Lenden und noch weiter hinunter spürt, als ob an den Samensträngen gezogen werde, und sein Glied heiß wird, dann ist der Geschlechtsakt notwendig und ein wahres Heilmittel" (MT 529).

Nutzen und Noxen des Koitus werden dabei sorgfältig gegeneinander abgewogen. Der Geschlechtsverkehr dient zunächst einmal rein physischem Wohlbefinden. Er entfernt schlechte Ausdünstungen, beseitigt die Überfüllung des Magens, sänftigt Kopfschmerzen und Rheuma, ferner die Schmerzen in Lenden und Hüften. Allzustarke Aufregung beruhigt ein maßvoller Koitus. Durch ihn legt sich der Zorn, glättet sich die Melancholie, und die leidenschaftliche Liebe wird besänftigt.

Der Samenerguß wird beurteilt als „ein Teil der Körperkraft, des Lebensbestandes und der Lebensfreude. Je mehr allerdings abgeht, um so mehr schwindet der Körper und seine Kraft, und sein Leben nimmt ab. Wer daher das Beischlafen übertreibt, wird schnell alt, seine Kraft geht dahin, sein Augenlicht nimmt ab, aus seinem Munde und seinen Achselhöhlen entsteigt ein übler Geruch, seine Haare fallen aus" (MT 527). Der Koitus verringert die natürliche Wärme und die ursprüngliche Frische; er macht das Gehirn trocken, gibt dem Gesicht einen gelblichen Teint, schwächt die geistige Kraft und entkräftet den Körper (Coit II).

Die Folgen eines übermäßigen Verkehrs können schon schlimm sein: frühes Greisenalter, Ausfall der Haare, trübe Augen, schlechter Mundgeruch, gelegentlich auch Ausfall der Zähne und viele andere Molesten. So sollen Ärzte behauptet haben: Einer von tausend stirbt an verschiedenen Krankheiten, Tausende aber sterben am übermäßigen Koitus. Wer daher eine beständige Gesundheit wünscht, der sollte den Gedanken an Geschlechtsverkehr mit aller Kraft aus dem Herzen reißen (RS IV, 8; vgl. auch MT 527).

Alles in allem geht Maimonides aus von der Physiologie der Sexualität, wie sie ihm mit der Galenischen Säftelehre zur Verfügung stand. Danach ist der Geschlechtsverkehr nützlich je nach Konstitution und schädlich je nach der Dyskrasie der Säfte. Jeweils zu berücksichtigen bleibt bei beiden Aspekten aber auch die psychische Komponente. Beischlaf ist für Maimonides eher noch ein psychologisches Geschehen als ein physiologischer Prozeß. Dies zeigt sich insbesondere bei seinen konkreten Anweisungen für die Hygiene des Ehelebens. Die Ehe ist für ihn gleichsam das exemplarisch hygienische Institut, insofern die gesunde Lebenskraft im Einklang bleibt mit einer sittlichen Lebensführung. Das

Leben eines Unverheirateten sei nicht nur ungesund, sondern auch die Dauer auch verderblich für sein Denken. Darin seien alle Weisen sich einig!

Bei der Eheschließung achte man auf eine gesunde und passende Frau. Nicht solle ein Greis ein junges Mädchen heiraten noch ein Jüngling eine Greisin. Man heirate auch keine zu schöne Frau, weil das nur zuviel Anregung und Aufregung mit sich bringe. Man heirate nicht aus einer Familie von Aussätzigen und Epileptikern, auf keinen Fall auch Zeugungsunfähige und geschlechtlich Unreife. Die Verbindung von Blutsverwandten habe schon die Bibel prinzipiell verboten (Kroner 1914, 256).

Sexuelle Befriedigung könne eine Frau aber auch erlangen, ohne daß ein Mann sich ihr nähert. Das geschehe meist während einer nächtlichen Pollution oder auch bei der Masturbation. Beobachtet wurde dies bei einer Witwe; sie soll größere sexuelle Befriedigung durch den illusionären Verkehr erreicht haben als durch einen wirklichen Koitus (MA XXIV, 30).

Der Umgang mit seiner Frau ist dem Ehemanne grundsätzlich erlaubt, doch hat er sich dabei mit Anstand zu benehmen. „Er halte sich nicht bei seiner Frau auf wie ein Hahn", spreche auch keine gemeinen Ausdrücke. „Darüber sagten die Weisen: Selbst über das flüchtige Gespräch zwischen einem Mann und seiner Frau hat der Mensch in Zukunft Rechenschaft abzulegen" (MT 528). Beide Partner dürfen nicht betrunken sein, nicht übermüdet, „nicht traurig, auch nicht einer von ihnen". Sie sei nicht im Schlaf, und er soll sie nicht zwingen, wenn sie keine Lust hat; vielmehr spiele er in freudiger Übereinstimmung ein wenig mit ihr, so daß ihr Gemüt sich einstimme. „Dann wohne er ihr bei mit Schamgefühl" (MT 528).

Der Beischlaf geschehe daher nur in beiderseitigem Einverständnis „und wenn es beiden Vergnügen macht". Der wirklich Gebildete begnügt sich mit einer einzigen Kohabitation innerhalb von acht Tagen. Als bester Zeitpunkt gilt die Mitternacht als die Phase ausgeglichener Verdauung und Beruhigung. Man nötige die Frau auf keinen Fall, wenn sie abgeneigt sein sollte. Der Ehemann zeige keine animalische Wollust, übe keine Gewalt und Rohheit, verharre vielmehr in einer Haltung des Maßes und der Scham. Nach dem Beischlaf trenne man sich sofort. Man übe keinen Geschlechtsverkehr mehr aus, wenn man bereits die Absicht hat, sich scheiden zu lassen. Enthaltung während der Menstruation erscheint als selbstverständlich. Grundbedingung auch für seine gute Zeugung sei in jedem Falle die seelische Harmonie der Partner (Kroner 1914, 255).

6) Zur Mäßigung der Leidenschaften

Als die wichtigste Aufgabe der Gesundheitslehre nennt Maimonides die Regulierung der Emotionen und Affekte, die Kultivierung also der Leidenschaften. Hier ist sie gekommen, die hohe Stunde für Mitte und Maß!

Menschliches Handeln spielt sich vor allem ab in einem Raum der Affekte und wird prinzipiell in Gang gesetzt durch ein Affiziertwerden. Neben der so notwendigen Sorge für die Kräftigung der Physis vergesse man daher niemals, auch die seelischen Kräfte zu stimulieren (durch Einatmen wärmender Wohlgerüche etwa wie Moschus und Amber oder auch kühlender Düfte wie die von Rosen und Myrrhen). Auf keinen Fall aber versäume man die geistigen Kräfte anzuregen (durch Musik, Geschichten, Humor). Im Krankheitsfalle schließlich wähle man als Pfleger eine Person, die dem Kranken angenehm ist (RS II, 20).

Ungezügelte Affekte indes, die einen zu starken Einfluß ausüben könnten, finden wir nur bei Individuen, die keinerlei Kenntnis von philosophischen Maximen haben, die nichts wissen von normativer Ethik oder von den Lehren der Moral, so wie dies in der Regel der Fall ist bei Frauen, Jünglingen oder dem unwissenden Volk. Deren Seele ist furchtsam und weichlich, und wenn eine Not sie trifft oder ein Unglück, dann heulen sie gleich los oder schlagen sich auf Wangen und Brüste. Ja, es kann geschehen, daß sie vor Kummer gar sterben oder auch im Übermaß der Freude, da dann das Pneuma vom plötzlichen Affekt gleichsam aufgezehrt wird. „Der Grund von all diesem ist die Schlaffheit der Seele und ihre Ignoranz angesichts der Realität der Dinge. Diejenigen jedoch, welche ihre philosophischen Maximen und ethischen Lehren wählen, deren Seelen gewinnen Kraft: Sie sind die Helden der Wahrheit im Leben!“ (RS III, 14).

Zu dieser Weisheit gelangt der Mensch aber nur dann, wenn er den wahren Zusammenhang der Dinge betrachtet und dem Wissen über die Natur der Wirklichkeit nachgeht. Er lernt die Relativität von Gütern oder Übeln in der Welt kennen. Seine Alterierung im Fall eines Unglücks oder der Not wird daher relativ gering sein (RS III, 14). „Denn auch das größte der Güter der Welt ist - wenn es auch ein ganzes Leben lang beim Menschen bleibt - doch nur ein sehr geringes und wertloses Ding: Was soll das auch dem Menschen; er muß ja sterben wie alle übrigen Geschöpfe“ (l.c. 16).

In der Regel ist es ja auch so, daß man sich über Dinge ärgert, die schon der Vergangenheit angehören, oder aber über Dinge, die eventuell einmal geschehen könnten (l.c. 17). „Es ist dabei gleichgültig, ob ein Mensch sich wegen seines verlorenen Vermögens oder dergleichen aufregt, oder aber darüber, daß er nur ein gewöhnlicher Mann und nicht König ist, oder daß er nicht auf einem Stern lebt - oder dergleichen Wahnideen mehr“ (l.c. 18).

Was den Arzt dabei angeht, so habe er grundsätzlich zu bedenken, daß das Gemüt eines jeden Kranken verdüstert ist, während der körperlich und geistig Gesunde ein heiteres Gemüt hat. Wenn daher der Arzt die unrastigen Affekte vertreibt, verlängert er den Gesundheitszustand. Erst recht gilt diese Forderung bei Patienten, die zu Hypochondrie oder Melancholie neigen. Hier ist das Beachten von psychischen Schwankungen besonders wichtig, vor allem auch bei Zuständen von Phobien und fixen Ideen. „Bei all diesen Zuständen sollte der tüchtige Arzt keine andere Behandlung vor der seelischen Kur vornehmen“ (RS III, 13).

Zur Psychogymnastik gehöre zunächst einmal der methodische Umgang mit Emotionen und Affekten, die Hebung etwa der Stimmungslage, die Auflockerung motorischer Verkrampfungen, ferner der Einsatz von Atemübungen und Sport, von Bädern und Massagen, von kultivierter Geselligkeit, mit Spaziergängen in

Parks, dem Anblick schöner Gärten und Bilder, mit Gesang und Musik und Spiel - kurzum: mit allem, was das Herz erfreut.

Das alles erscheint einem erfahrenen Arzte wie selbstverständlich. „Der Arzt, der seinen Beruf als Helfer ernstnimmt, glaube ja nicht, daß seine Kenntnisse in den rein medizinischen Dingen ausreichen würden und das Wissen um die Emotionen und Affekte überflüssig mache." Die Technik der psychischen Kur aber, sie gehört nach Maimonides nicht in das Gebiet der Medizin im engeren Sinne, sondern in die praktische Philosophie, und damit in das Lehrgebäude von Moral und Ethik. Hier allein lernt man das affektive Training, das anleitet zu einem beherrschten und maßvollen Lebenswandel und damit auch zur Weisheit. „Denn je mehr moralische Bildung ein Mensch in sich aufgenommen hat, um so weniger kommt er aus dem inneren Gleichgewicht, und dies in beiden Situationen: sowohl in der Lage des Glücks als auch in der Lage des Unglücks."

Beides wird der Weise mit Gleichmut ertragen: die Glücksgüter wie das Unglück, welche die Philosophen ja beide nur als „imaginäre Werte" zu bezeichnen gewohnt sind. „Aus diesen Gründen haben die Ärzte angeraten, auch auf die psychischen Schwankungen beim Patienten achtzugeben, sie stets in Betracht zu ziehen und danach zu streben, sie in ein Gleichgewicht zu bringen, sei es im Gesundheitszustand oder bei jedweder Krankheit. Dies hat jeder anderen Art von Behandlung voranzugehen" (RS III, 13).

Maimonides kommt dann aber auch sehr systematisch auf die Affektstörungen zu sprechen, wie sie dem Arzte begegnen. Schon jede abrupte Änderung der Lebensgewohnheit müsse sich schockierend auswirken und führe nur zu leicht zu Krankheiten. Daher: „Die Veränderung der Regel ist der Beginn der Krankheit" (MT IV, 21). Auch Ängstlichkeit sei immer repräsentativ für ein Seelenleiden. Ein ängstliches Gemüt bedrängt die Seele und führt zur Kontraktion der Wärme (MA VIII, 32), während angenehme Gedanken die Seele froh machten und damit die natürliche Wärme stärkten.

Der Arzt habe daher immer darauf zu achten, daß sich Kranke wie Gesunde stets in einer freudigen Stimmung befänden und von allzu starken Regungen der Seele - wie Angst, Neid, Trauer - befreit würden. „Das Denken an erfreuliche Dinge schon erfreut die Seele und regt sie an" (MA VIII, 32).

Der vernünftige Mensch wird - schon aus medizinischen Rücksichten - immer das Angenehme aufsuchen. „So wird er, falls ihn Melancholie befällt, diese durch Anhören von Gesängen und abwechselnder Musik, durch Lustwandeln in Gärten und schönen Gebäuden, bei Betrachtung schöner Gemälde und dergleichen, was die Seele erheitert, zu beseitigen suchen. Bei alledem aber soll sein Zweck einzig der sein, seinen Körper gesund zu erhalten und dadurch sich die Fähigkeit bewahren, Kenntnisse zu erlangen. In diesem Sinne leistet die Heilkunde zur Aneignung der Tugenden und der Gotteserkenntnis sowie zur Erlangung der wahren Glückseligkeit sehr große Dienste, und ihr Studium ist eine der vorzüglichsten gottesdienstlichen Handlungen" (Kroner 1914, 246).

Und so fördern die Gesundheitsregeln (regimen sanitatis) „vorzüglich die geistige Haltung, wie sie auch heilsam sind für den Leib, dessen Gesundsein sie garantieren. Dies gilt aber nur, wenn man dem Regimen folgt, und zwar vom Tag seiner Geburt an" (MA XVII, 17).

Aus all diesen Gründen muß die Regelung der Affekte und Emotionen, die Kultivierung der Leidenschaften also, als die Grundlage einer jeden Gesundheitslehre angesehen werden; sie allein führt zur Kultur und zur Ordnung des Alltags.

4. Zur Ordnung des Alltags

Die Leitlinien der Lebensführung, hergeleitet aus einer umfassenden, physiologisch wie theologisch begründeten Lebensordnung, läßt Maimonides auslaufen in eine ungemein konkret stilisierte Ordnung des Alltags. Sie bezieht sich zunächst auf scheinbar rein private Verhältnisse des Individuums, um dann unmittelbar überzuleiten in Konzepte einer Öffentlichen Wohlfahrt.

Die geglückte Ordnung des Alltags ist für Maimonides der deutlichste Ausdruck der Huld Gottes für dieses so schwache Lebewesen Mensch. Daß Gott uns Dasein *gab,* ist allein schon das große vollkommene Gute. Und die Erschaffung jener Kraft, welche die Lebewesen *führt,* ist Gottes Erbarmen.

Der Mensch freilich ist zunächst nur seiner Anlage nach „da"; er muß gebildet werden, um ein „Mensch der Wirklichkeit" zu sein. „Die Vernunft lehrt, daß es Wahn und Lüge wäre, zu glauben, es sei das Ziel des Menschen, zu essen, zu trinken, sich zu paaren oder eine Mauer zu bauen oder König zu sein." Die alleinige Sorge für den Leib würde die Zerstörung des Geistes bedeuten. Der Mensch muß sich seines Geistes bewußt werden, sonst bliebe er „ein Stück Materie, schwimmend im Meere des Wirrsals" (Glatzer 1966, 35).

Denn: „Alles, was erschaffen ist, existiert, nachdem es vorher nicht gewesen." Selbst wenn seine Materie existiert hätte, würde sie eine andere Form angenommen und eine andere Natur haben, indem sie von der Möglichkeit in die Wirklichkeit überging. „Als Beispiel hierfür diene, daß die Natur des weiblichen Samens, solange er sich noch als Blut in den Samengefäßen befindet, nicht dieselbe ist, wie die zur Zeit der Empfängnis, wenn er mit dem männlichen Samen zusammentrifft und sich zu bewegen beginnt." Zu dieser Zeit hat er ebensowenig die gleiche Natur wie als vollkommenes Wesen nach seiner Geburt (MN II, 17).

Die Erkenntnis der „physis" ist nur Vorstufe zur „Metaphysik", deren eigentlicher Gegenstand nicht mehr die Natur, sondern Gott ist. Innerhalb dieser Wirklichkeit will Maimonides vermitteln, nicht in subjektivischer Absicht oder mit mystifizierenden Tendenzen. Beides ist ihm wesenhaft fremd, wie auch alle weltabgewandte Askese. Er will den Menschen vielmehr ganz und gar in die Wirklichkeit hineinstellen und seine Aufgabe ausrichten auf das Höchste und Vollkommene.

Daher ist ihm der Weise der Zweck der Schöpfung. Ihn zu erziehen, ist der Plan der Geschichte. Der Weg des Weisen aber liegt zunächst einmal im Mittelmaß: „Darum haben die alten Weisen angeraten, daß der Mensch seine Eigenschaft reguliere, sie kontrolliere und in die Mittelbahn lenke, damit er möglichst vollkommen sei. Wie soll er das anstellen? Er sei nicht sehr hitzig, nicht leicht erzürnt, andererseits aber auch nicht wie eine Leiche, die kein Gefühl hat, sondern in jeder Weise mittelmäßig. Man rege sich nicht auf, es sei denn über eine wichtige Sache, die wert ist, daß man sich über sie aufregt, damit derselbe Vorgang nicht noch einmal vorkomme. Desgleichen gelüste man nur nach Dingen, die der Körper braucht, und strebe mit seiner Beschäftigung nur so viel an, wie man zu seinem Lebensunterhalt braucht" (MT 164). Man sei nicht „von ausgelassener Heiterheit, auch nicht allzu traurig und trübe, sondern immer ruhig, heiter und freundlich und so in allem. Das ist der Weg der Weisen, und derjenige, welcher in seinen Neigungen die rechte Mitte hält, wird weise genannt" (MT 145).

Ein Weiser wird daher auch und gerade im Alltag sofort erkannt an seinem Benehmen: an der Art seines Essens und Trinkens, durch sein Benehmen beim Beischlaf, beim Verrichten seiner Notdurft, bei seiner Unterhaltung, durch seinen Gang, seine Kleidung, seine Haushaltsführung und seinen Umgang mit Menschen. Das ist das richtige Verhalten der Menschen untereinander (Muntner 1966, 181).

Als ein „Weiser" wird weiterhin bezeichnet, „der geistige Vorzüge oder sittliche Tugenden besitzt, sowie jeder, der einer praktischen Kunst mächtig ist oder der über Auskunftsmittel verfügt bei schlechten Taten und Gesinnungen" (MN III, 54).

Wieder wird auf die genaue Mitte zwischen zwei Extremen hingewiesen: „Die Extreme der sich einander entgegengesetzten Neigungen sind kein gutes Vorbild zur Nacheiferung. Deshalb soll man weder bei ihnen verharren noch sie sich aneignen. Der gerade Weg ist nämlich die Mitte jeder menschlichen Neigung" (MT 143). Dies ist nach Maimonides auch der Weg der Tora: „Iß Brot mit Salz, trinke Wein zugemessen, schlafe auf dem Erdboden, lebe ein kümmerliches Leben, aber mühe dich um die Tora!" Und noch ein Weiteres: „Lerne - von Jugend an! Sage nicht: Wenn ich frei sein werde, dann will ich studieren! Vielleicht wirst du nie frei sein!" (Glatzer 1966, 77).

Zur Stilisierung des Alltags

In seinem „Führer der Unschlüssigen" beschreibt Maimonides die verschiedenen Stufen der Vollkommenheit, wie sie auch zu einer durchgehenden Stilisierung des alltäglichen Lebens führen.

Die drei ersten Vollkommenheiten tragen den Namen: Reichtum, ein gesunder Körper, sittliche Tugend. Tugend und Gesundheit aber werden allein ermöglicht durch Einhaltung der Gesetze. Darin haben sie auch ihren ständigen Wert. Wer hungert, kann nicht denken. Wer krank ist, wird nicht philosophieren. Wer arm bleibt, stillt nicht seine Bedürfnisse. Alle Gesetze dienen daher der Regelung auch der zwischenmenschlichen Beziehungen. In dieser Hinsicht empfindet Maimonides das Gesetz als die große pädagogische Anstalt zur Bildung eines vernünftigen Lebensstandards. Der pädagogische Eros, er ist eine der großen Ordnungen des Kosmos.

In der Ordnung des Alltags wird man daher immer nach den mittleren Handlungen streben und nur im Heilverfahren nach extremen Mitteln suchen, indem man das eine Extrem durch das entgegengesetzte bekämpft. Bei seiner Suche nach dem Richtmaß stützt Maimonides sich zunächst auf die Schrift, wo es heißt: „Richte gerade das Geleis deines Fußes“ (Sprüche 4, 26). Wie sich beim Schreiten die Gewichte verlagern, um in der Mitte ausgewogen nach vorwärts zu streben, so komme auch der Mensch beim Erwägen extremer Situationen zu einer angemessenen Güterabwägung.

Gute, maßvolle Eigenschaften eigne sich der Mensch so lange an, bis sie ihm zur zweiten Natur geworden sind. Er wiederhole sie solange, bis sie ihm leicht fallen und fest mit seinem Wesen verwachsen sind. Hat er einmal den Mittelweg erreicht, so wandle er auf ihm sein Leben lang. Nur so erreicht man die mäßige Tugend aller Eigenschaften. Und so habe es ja auch schon Salomon gemeint, wenn er sagt: „Balanciere den Gang deines Fußes, auf daß alle deine Wege gerade seien!“

Die Art eines besonnenen Menschen ist es, sich zunächst eine Arbeit zu suchen, die ihn ernährt. Dann erst kaufe er sich ein Haus, und erst dann nehme er eine Frau. Die Toren aber machten es meistens gerade umgekehrt.

Bei seinem recht nüchternen Plädoyer für den gesunden Mittelweg kommt Maimonides zu einer energischen Ablehnung allzu radikaler Askese: „Entschließt sich einer, kein Fleisch zu essen, keinen Wein zu trinken, dem Ehestand zu entsagen, keine anständige Wohnung zu haben, kein anständiges Kleid zu tragen, sondern in Sack und im groben Gewande oder in ähnliches gehüllt, einherzugehen - so wäre dies ein schlechter Weg, den zu wandeln verboten ist“ (MT 551). Da der Mensch alles in richtigem Maße tun müsse, solle er der Sinnenlust nicht allzu sehr frönen; er soll sie aber auch nicht ganz aufgeben (MN III, 49).

Eines weisen Mannes ist es durchaus würdig, die Dinge des Alltags zu genießen und sich an ihnen so viel wie möglich zu erfreuen. Der weise Mann wird sich also an angenehmen Speisen und Getränken mit Maßen erquicken, ebenso an Wohlgerüchen wie an der Schönheit der Pflanzenwelt, an Schmuck, Musik und Schauspielen und was immer man genießen kann. Denn der menschliche Körper ist aus Teilen verschiedener Natur zusammengesetzt, die fortwährend abwechslungsreicher Nahrung bedürfen, damit der Körper seiner Natur folgen kann und auch der Geist zum Erkennen befähigt wird. Eine solche Lebensweise erscheint daher als die beste, und sie ist in jeder Hinsicht empfehlenswert. So - ganz im Maimonidischen Geist - auch Spinoza in seiner „Ethica“ (IV, 45)!

Die leiblichen Bedürfnisse (Nahrung, Kleidung, Wohnung) können aber nur im Alltag befriedigt werden in der Gemeinschaft der Menschen. Da die Angehörigen der Gesellschaft aber sittliche Wesen sein sollten, kann sich die Ethik nicht auf die Selbstleitung (salus privata) allein beschränken; sie muß vielmehr das Zusammenleben (salus publica) zu ordnen bestrebt sein.

Der Mensch ist - schon biologisch gesehen - angelegt zur Beherrschung der Natur wie auch zu politischem Verhalten gezwungen. Damit treten noch einmal die alten „res non naturales“ in ihrer zentralen Bedeutsamkeit in das Blickfeld nicht nur des Arztes, sondern auch in den Horizont des Gesundheitspolitikers

Maimonides. Diätetik als eine ärztliche Grunddisziplin wird ihm zum Modell einer medizinischen Ökologie und damit zum Grundpfeiler einer jeden öffentlichen Ordnung.

5. Konzepte einer Öffentlichen Wohlfahrt

Das richtige Verhalten der Menschen untereinander ist für Maimonides die Basis einer jeden gesunden Gesellschaftsordnung. Da aber der Mensch seinem Wesen nach nur „ein Mensch mit anderen Menschen" ist, erstreckt sich die Ordnung des Alltags immer auch auf das allgemeine Wohl. Das Wohl der einzelnen (salus privata) ist demnach unmittelbar eingebunden in die öffentliche Wohlfahrt (salus publica).

Es ist kein Zufll, daß Maimonides auch bei der Strukturierung des sozialen Lebens ausgeht von physiologischen Grundbedingungen und zunächst einmal von der Natur des Leibes. Der Begriff „Leib" ist hier sehr weit gefaßt und umfaßt die ganze Spannbreite auch des sozialen Lebens. Er bestimmt die leibliche wie die geistige Lebensweise. Der vollkommene Zustand des Körpers leitet ja unaufhörlich zu gesellschaftlich nützlichen Charaktereigenschaften und zielt letztlich auf den geordneten Zustand der Gesellschaft (MN III, 27).

Die Vollkommenheit des Leibes aber besteht darin, „daß er gesund sei und sich im möglichst besten Zustand befinde. Dies ist ihm jedoch nur dann möglich, wenn er seine Bedürfnisse zu jeder Zeit, da er sie sucht, erreichen kann, nämlich: seine Nahrungsmittel und die anderen gewohnten Erfordernisse des Leibes, wie Wohnung, Bad und anderes. Dies kann aber ein einzelnes Individuum allein überhaupt nicht vollständig erreichen. Vielmehr kann der Mensch zu diesem Maße nur durch die staatliche Vereinigung gelangen, wie ja bekanntlich „der Mensch seiner Natur nach gesellig ist" (MN III, 27).

Offensichtlich geht Maimonides aus von dem bekannten Diktum des Aristoteles, nach welchem der Mensch als „zoon politikon" (animal politicum) beschrieben wurde, wenn er argumentiert: „Es ist erschöpfend bewiesen, daß der Mensch seiner Natur nach politisch und gesellig ist, und nicht wie die übrigen Lebewesen, für welche keine Notwendigkeit besteht, sich zu gesellen." Gleichwohl ist auch der individuelle Unterschied beträchtlich, „so daß du nicht zwei Personen finden wirst, die in irgendeiner Charaktereigenschaft übereinstimmen". Gerade wegen dieser Verschiedenheit erscheint es wiederum notwendig, in Gesellschaft zu leben. Hierzu aber bedarf es einer gesetzlichen Regelung. Wenn auch das Gesetz kein Naturding ist, so ist es doch in einem gewissen Sinne in die Naturgesetze mit einbegriffen, so daß sich die Gesetzgeber gleichsam auf natürliche Weise herauskristallisieren (MN II, 40).

Mit allen Einzelheiten geht Maimonides alsdann auf die „richtigen Charaktereigenschaften" des Menschen ein, „derenthalber die menschliche Gesellschaft bestehen kann". Und er schließt: „Das ist das richtige Verhalten der Menschen untereinander" (Muntner 1966, 197).

Zur Zeit der Bedrängnis bedarf man anderer Menschen, zur Zeit der körperlichen Schwäche ist man auf sie besonders angewiesen. Und auch zu Zeiten der Gesundheit und des Glückes erfreut man sich der Verbindung mit ihnen. Mit Hinweis auf die Nikomachische Ethik (VIII, 1) schreibt Maimonides lapidar: „Es ist bekannt, daß der Mensch sein ganzes Leben lang liebender Menschen bedarf" (MN III, 49).

Diese Grundgesetzlichkeit ist nicht nur physiologisch verstehbar, sie wird auch theologisch begründet: Das religiöse Gesetz nämlich bezweckt zwei Dinge: den vollkommenen Zustand der Seele und den des Körpers. Der vollkommene Zustand des Körpers aber sei gleichzuachten dem vollkommenen Zustande der Lebensverhältnisse der Menschen untereinander. Der Zustand der Gesellschaft wird dadurch ein geordneter, daß jeder einzelne das tut, was allen nützlich ist (MN III, 27). „Das menschliche Leben gehört seiner Anlage nach, mit seinen Eigenschaften und seiner Tätigkeit zu einer sozialen Gesellschaft, und es hat sich so aufzuführen, wie die Leute seines Landes es zu tun gewohnt sind. Darum geselle sich der Mensch zu einer Gruppe von Gerechten und verbringe seine Zeit stets mit Weisen, um von ihnen Tun und Lassen zu lernen" (Muntner 1966, 189).

Zur Kultur der Gesellschaft gehört einfach die Stilisierung aller natürlichen Lebensbedürfnisse, die durch Maßregeln, Übungen und Einsicht stetig zu kultivieren sind. Die Betrachtung der Natur zeigt uns ja, daß die der Natur eigenen Zwecke sich in ihrem Gesamt kundtun, daß durch sie aber auch Schäden im einzelnen verursacht werden können. Hierzu einige Beispiele:

„Jede Stadt, in der die folgenden Institutionen nicht vorhanden sind, darf von einem Gebildeten nicht bewohnt werden, das sind: ein Arzt und ein Heilgehilfe, ein Badehaus, eine öffentliche Toilette, fließendes Wasser von einem Fluß oder Quell, ein Versammlungshaus für den Gottesdienst, ein Schullehrer, ein Buchhalter, ein Gemeindevorsteher für Wohlfahrtseinrichtungen und ein Gerichtshof" (Muntner 1966, 181). Nahezu wortgleich lautet das im „Buch der Erkenntnis": „In einer Stadt, wo nicht folgende Dinge vorgefunden werden: Arzt, Badehaus, Wasser, Synagoge, Kinderlehrer, Schreiber, Armenpfleger und Gericht, soll sich kein Weiser niederlassen" (MT 177).

Die Regeln der öffentlichen Wohlfahrt erstrecken sich weiterhin: auf Nahrung und Kleidung ebenso wie auf die Erlernung eines Handwerks. Sie berühren Hauskauf und Hausbau wie überhaupt jede Ökonomie in der Haushaltung. Sie dulden kein Pfandnehmen und keine Geldeintreibung, auch keine Konkurrenz und sind aus auf Redlichkeit in Handel und Wandel (Muntner 1966, 186–188).

Was Maimonides letztlich vorschwebt, ist die Reglementierung des Individuums wie der Gesellschaft, basierend auf den Geboten der Heiligen Schriften, gestützt durch die Erkenntnisse der Wissenschaften wie auch der Erfahrungen ärztlicher Praxis. Staatswesen wie Heilkunde erhalten damit eine ethische Fundierung und sind die wesentlichen Glieder der philosophischen Gesamtschau. Die Gesundheitslehre wird damit eingebunden in alle Bereiche des Alltags, indem sie versucht, die ganz konkrete Daseinsordnung zu gestalten und über verantwortliches Handeln auszurichten auf die letzten Zielsetzungen eines Menschen.

Vom Weg und Ziel der Heilkunst

Mit diesen seinen Ausführungen zur Ordnung des Alltags kommt Maimonides wieder zurück auf die absoluten Lebensziele des Menschen, denen auch und gerade die Medizin zu dienen hat.

Ziel unseres Lebens ist einmal: der Erwerb äußerer Güter samt der möglichen Anhäufung von Reichtum; damit unmittelbar verbunden die körperliche Gesundheit und ein leibliches Wohlgestaltetsein, darüber hinaus und wesentlich: die Ausbildung der sittlichen Tugenden, die auf das letzte Ziel zu lenken, auf den Erwerb jener dianoietischen Tugenden, wie sie die Religion mit ihrer Kontemplation der göttlichen Wesenheit anbiete.

Gesundheit ist in diesem Konzept einer Lebensordnung keineswegs das höchste Gut, eben kein „summum bonum"; sie ist eher Lebens-Mittel als Lebens-Zweck! Gesundheitspflege dient nur dann zu etwas, wenn sie den Menschen bereitmacht, Gott zu erkennen und ihm zu dienen, was eben ein Kranker nicht zu leisten vermag.

„Mit diesen Übungen also soll ein Mensch sich an Leib wie Seele gesund erhalten, damit er das Höchste erreiche durch sein Tun und Lassen, nämlich: Gott wohlgefällige Tagen zu vollbringen, soweit dies ihm möglich ist. Denn der Zweck der Gesunderhaltung seines Leibes ist, für seine geistige Haltung möglichst vollkommene Organe vorzufinden, um die rechte Weisheit zu erwerben, dadurch wieder höchste Tugend und geistige Leistung, was alles letztlich identisch ist mit Gotteserkenntnis."

Wie oft – schreibt Maimonides abschließend an seinen Sultan Al-Afḍāl – geschieht es, daß einer Geld erwirbt, berühmt wird und zu hoher Stellung kommt, um dabei doch nur seine Gesundheit zu ruinieren und seine Moral zu korrumpieren. „Damit verkürzt er sein Leben, entfernt sich von Gott, an den zu glauben doch das wahre und beständige Glück bedeutet". Und wie häufig verliert ein reicher Mann sein Vermögen und ein Herrscher seine Machtstellung, wobei körperliche Gesundheit doch nur gedeihen und geistige Haltungen nur gefördert werden durch tugendhaftes Verhalten.

In der Ordnung des Alltags wie auch im Konzept der Öffentlichen Wohlfahrt erweisen sich noch einmal in besonders konkreter Weise die Möglichkeiten und auch die Grenzen der Heilkunst. Der ungebildeten Menge erscheint die Medizin ein so leicht erlernbares Handwerk zu sein. „Wie schwer aber" – so schließt Maimonides – „ist ihre Anwendung in den Augen eines erfahrenen Arztes!"

Seinem Schüler Joseph ben Jehuda schrieb Maimonides (1191): „Du weißt so gut wie ich, daß die Heilkunst ein unendliches Gebiet darstellt. Besonders schwer hat es der, der gläubig und gewissenhaft ist, der nichts aussprechen will, was er nicht begründen könnte und der keinen Satz weiterleiten mag, wenn er nicht den Urheber kennt und nicht die Form, die er beweisen kann" (Elbogen 1935, 14). Hier tritt noch einmal das Spannungsfeld zwischen Heilkunst und Heilskunde deutlich zutage.

Maimonides hat diese Spannung auf eine wohl für alle Zeiten gültige Formel gebracht, wenn er schreibt: „Der Arzt weiß, daß die Religion das gebietet, was nützt, und das verbietet, was schadet in der zukünftigen Welt. Der Arzt aber zeigt nur an, was dem Körper nützt, und er weist auf das hin, was ihm schadet in dieser Welt. Die Religion also befiehlt, das auszuführen, was im Jenseits nützt, und zwingt dazu, und sie verbietet das, was im Jenseits schadet und bestraft dafür. Die Medizin aber weist nur hin auf das Nützliche und warnt vor dem Schädlichen, zwingt aber nicht dazu und straft nicht dafür. Die Sache selbst ist vielmehr dem Patienten überlassen bezüglich der Anordnung, und er hat die freie Wahl" (MR 22; vgl. auch Kroner 1928, 85).

Der Unterschied zwischen Medizin und Religion ist damit klargestellt und auch einleuchtend. „Und das ist gut so und ein Glück, und eine Gnade für uns, angesichts unseres Unwissens, und ein Erbarmen des Allmächtigen bei dem Mangel unserer Einsicht. – Dies nun ist das Maß dessen, was der Diener seinem Herrscher zu übergeben hat. Gott lasse ihn lange leben!" (MR 22).

VI. Nachwirkungen und Wirkungsgeschichte

Als RAMBAM - nach den Anfangsbuchstaben seines hebräischen Namens - ist Maimonides in die mittelalterliche Philosophiegeschichte eingegangen. Seinen Zeitgenossen bereits galt sein System als die reife Synthese von Wissen und Glauben, da es den traditionellen Aristotelismus zu versöhnen vermochte mit der biblischen Religion. Als „Adler der Synagoge" wurde er zum Prototyp der jüdischen Philosophie im abendländischen Mittelalter. Als „Rabbi Moyses" erscheint er im hohen und späten Mittelalter als eine der größten Autoritäten.

Eine frühe Bekanntschaft mit dem „Führer der Unschlüssigen" (Dux neutrorum) zeigt bereits Wilhelm von Auvergne (gest. 1248) bei seinen Ausführungen zum Alten Testament in der Schrift „De legibus" (um 1230). Der Franziskaner Franz von Sales (gest. 1245) hat seine Widerlegung des philosophischen Beweises für die Ewigkeit der Welt weitgehend Maimonides entnommen. Aber auch der Arzt Henri de Mondeville erwähnt des öfteren das „Regimen" des Maimonides.

Daß auch Kaiser Friedrich II. um 1235 den „Moreh" des Maimonides gekannt habe, will Steinschneider (1864) wissen, weniger in einer hebräischen Übersetzung als im arabischen Original (S. 66), vermutlich über eine Vermittlung des Samuel ben Tibbon (S. 136). Auch der Dominikaner Vincenz von Beauvais (gest. 1264) erwähnt den „Führer" expressis verbis an drei Stellen.

Albertus Magnus bedient sich vornehmlich des Maimonides, wenn er darzulegen sucht, daß die Aristotelische Philosophie nicht im Widerstreit mit der christlichen Theologie stehe. In seiner „Summa de resurrectione" (kurz nach 1240 in Paris) wird zitiert „Liber Rabbi Moyse Hebraei Philosophi de uno deo benedicto" (vgl. Kluxen 1966, 167 ff.).

Als „Dux neutrorum vel dubiorum" erscheint Maimonides vor allem bei Thomas von Aquin. Der theistische Aristotelismus des Maimonides hat hier schon dem Schöpfergott der Bibel einen legitimen Platz im philosophischen Weltbild zugewiesen und so eine überzeugende Synthese von Heiliger Schrift und Aristotelismus bewirkt. Als Repräsentant jüdischer Gelehrsamkeit erhält Maimonides denn auch seinen unbestrittenen Platz in der lateinischen Scholastik.

Unter Berufung auf Maimonides fordert Duns Scotus (gest. 1308) allerdings auch, daß die Lehre vom Dasein und der Einheit Gottes auch den Unwissenden, den Frauen und Kindern mitgeteilt werde. Von Nicolaus Cusanus (gest. 1464) wissen wir, daß er den „Führer" an 14 Stellen benutzt und an drei Stellen ausdrücklich benannt hat. In seiner Schrift „de republica" hat Jean Bodin (gest.

1576) Maimonides ausführlich benutzt, so die Lehre, daß die Übel der Welt nicht von Gott herrühren.

G. W. Leibniz setzt sich in seiner „Theodicee" (III, 62) kritisch mit der Ansicht des Maimonides auseinander, daß das Übel in der Welt das Gute überwiege; er bedient sich dabei durchweg der Argumentation des „More Nevuchim". Er nennt Maimonides aber auch einen ausgezeichneten Philosophen, einen hervorragenden Mathematiker und einen gelehrten Arzt. Auch Baruch Spinoza hatte seine erste Bekanntschaft mit der Philosophie des Maimonides dem „More Nevuchim" zu verdanken. In seinem „Tractatus theologico-politicus" allerdings lehnt er eine Harmonisierung von Philosophie und Offenbarungsglauben ausdrücklich ab (vgl. Brunner 1928).

Moderne Wissenschaftshistoriker – so Süssman Muntner (1973) – haben aus den Schriften des Maimonides die Forderung nach experimenteller Forschung herauslesen wollen und ihn als einen Vorläufer von Roger Bacon, Giordano Bruno oder gar Francis Bacon hingestellt. Demgegenüber muß betont werden, daß Maimonides in allen wesentlichen wissenschaftlichen Fragen ein Kind seiner Zeit war, daß er allerdings diesen Zeitgeist auch in exemplarischer Weise zu repräsentieren verstand.

Mit der Wirkungsgeschichte unselig verknüpft erscheint schließlich noch das „Morgengebet eines Arztes", das als „Gelöbnis des Arztes" hochstilisiert wurde und als „Eid des Maimonides" in Konkurrenz zum Hippokratischen Eid trat. Dieses Gelöbnis stammt freilich nach neueren Foschungen eindeutig nicht von Maimonides, sondern aus dem 18. Jahrhundert.*

Der Text stammt von dem Berliner Arzt Marcus Herz (1747 bis 1803), erschien 1783 erstmals in „Deutsches Museum", wurde 1790 von Isaac Euchel ins Hebräische übersetzt und erlangte – wie über 50 Stellen der Maimonides-Literatur belegen – Weltruhm. Der Text wurde in seiner ersten Fassung lautet:

„Lass mich beseelen die Liebe zur Kunst und zu Deinen Geschöpfen. Gib es nicht zu, daß Durst nach Gewinn, Haschen nach Ruhm oder Ansehen sich in meinen Betrieb mische; denn diese Feinde der Wahrheit und Menschenliebe können leicht mich täuschen und der hohen Bestimmung, Deinen Kindern wohl zu tun,

* Erstmals 1783 veröffentlicht als „Tägliches Gebet eines Arztes, bevor er seine Kranken besucht. – Aus der hebräischen Handschrift eines berühmten jüdischen Arztes in Egypten, aus dem zwölften Jahrhundert". In: Deutsches Museum 1 (1783), 43–45. – Eine hebräische Fassung erschien in: Ha-Meassef 6 (1790), 242–244, eine englische als „Daily prayer of a physician". In: Voice of Jacob (London) 1 (1841), 49/50. Spätere deutsche Fassungen bei L. Philippson: Tägliches Gebet eines Arztes ... Allg. Ztg. des Judentums 27 (1863), 49/50; Julius Pagel: Das Gebet des Arztes. Allg. Ztg. des Judentums 56 (1892), 294/295; Theodor Distel: Gebet eines jüdischen Arztes im 12. Jahrhundert. Dtsch. med. Wschr. 28 (1902), 580; Gebet eines jüdischen Arztes im zwölften Jahrhundert. Corr.-Bl. f. schweiz. Aerzte 32 (1902), 611–613.
Zur abenteuerlichen Geschichte dieses Pseudo-Maimonides im einzelnen bei Fred Rosner: The Physician's Prayer attributed to Moses Maimonides. In: Bull. Hist. Med. 41 (1967), 440–454.

entrücken. – Stärke die Kraft meines Herzens, damit es gleich bereit sei, dem Armen und Reichen, dem Guten und Schlechten, dem Freund und dem Feind zu dienen. – Lass im Leiden mich stets nur den Menschen sehen; möge mein Geist am Lager des Kranken stets Herr seiner selbst bleiben und kein fremder Gedanke ihn zerstreuen, damit alles, was Erfahrung und Forschung ihn lehrten, ihm stets gewärtig sei; denn groß und selig ist die sinnende Forschung in der Stille, die der Geschöpfe wohl erhalten soll. – Verleihe meinen Kranken Zutrauen zu mir und meiner Kunst sowie Befolgung meiner Vorschriften und Weisungen. – Verbanne von ihrem Lager alle Quacksalber und das Heer ratgebender Verwandten und überweiser Wärterinnen; denn es ist ein grausam Volk, das aus Eitelkeit die besten Absichten der Kunst vereitelt und Deine Geschöpfe oft dem Tode zuführt. –

Wenn Unkundige mich tadeln und verspotten, so möge die Liebe zur Kunst wie ein Panzer meinen Geist unverwundbar machen, damit er auf Ruf, Alter und Ansehen seiner Feinde nicht achtend, beim Wahren verharre. – Verleih, Gott, mir Milde und Geduld mit verletztenden und eigenwilligen Kranken, gib mir Mäßigung in allem, nur nicht in der Erkenntnis; in dieser lasse mich unersättlich sein, und fern bleibe mir der Gedanke, daß ich alles wüßte und könnte. Gib mir die Kraft, Muße und Gelegenheit, mein Wissen stets mehr und mehr zu erweitern; mein Geist kann heute Irrtümer in seinem Wissen erkennen und entdekken, die er gestern nicht ahnte: Die Kunst ist groß, aber auch des Menschen Verstand dringt immer weiter.“

Ausblick

Als „Arzt des Jahrhunderts" ist Moses Maimonides bereits von seinen Zeitgenossen bewundert worden. Als „Adler der Synagoge" glänzt er in der jüdischen Überlieferung. Als typischen Repräsentanten einer „Theoretischen Pathologie" hat ihn die moderne Wissenschaftsgeschichte würdigen wollen.

Aus der Analyse seiner medizinischen Schriften ergab sich zwar die durchgängige Abhängigkeit von den Lehren griechisch-arabischer Tradition. Aber mit einer solchen Erkenntnis wäre das Phänomen „Maimonides" nicht gelöst. Zeigt sich doch gerade in seiner Krankheitslehre nirgendwo der Zug einer autonomen Disziplin, vielmehr die überraschend geschlossene Eingeborgenheit in eine verbindliche Weltanschauung.

Um es auf eine Formel zu bringen: Die Grundzüge der Krankheitslehre sind bei Maimonides unmittelbar eingebunden in seine Theorie der Gesundheit, die wiederum nicht zu verstehen sein wird ohne seine höchst originäre Tugendlehre. Die Gesundheits-Bildung wird ihm zum Prototyp gebildeter Lebensführung wie auch kultivierter Gesellschaftspolitik. Mehr noch: Der pädagogische Eros gilt ihm als eine der großen Ordnungen des Kosmos.

*

Wir haben mit vorliegender Untersuchung versucht, aus dem Gesamtwerk die Grundzüge einer Allgemeinen und Speziellen Pathologie herauszuarbeiten. Hierbei war es stets die „Natur" der Krankheiten, die auf die Natur des Menschen wie auch die Natur der Heilweisen hinwies. Nur zu häufig halten sich bei Maimonides Krankheitsschwere und Widerstandskraft die Waage. Dann solle der Arzt lediglich nachhelfen. Der weise Arzt wolle die Abwehrkräfte lediglich unterstützen und die Naturkraft nicht verwirren und von ihrem rechten Ziele ablenken (RS IV, 6).

Auch brechen die Krankheiten nur selten zusammen hervor; sie manifestieren sich vielmehr von Zeit zu Zeit und immer eine nach der anderen. Umwelteinflüsse spielen hier ebenso eine Rolle wie die Verhaltensweisen des Menschen. Die Haltung des Menschen selbst ist es, die zur „Ursache aller körperlichen und seelischen Krankheiten und Leiden" wird (MN III, 13). Selbst von Leiden vermag Maimonides zu sagen, daß sie nur zu oft auch als „Heimsuchungen aus Liebe" (MN III, 17) angesehen werden können.

Physisches Wohlbefinden steht hier im gesunden Einklang mit sittlicher Lebensführung. Ziel ist die Stilisierung der Lebensführung des Individuums wie der Gesellschaft, basierend auf den Gesetzen der Heiligen Schrift, gestützt durch die Erkenntnisse der Wissenschaft wie auch durch die Erfahrungen ärztlicher Praxis.

Die ganz konkreten Lebensbedürfnisse des Alltags stehen mit dem gleichen Ernst zur Diskussion wie letzte metaphysische Fragen. Gesundsein wird dem gebildeten Menschen zum Maß der Weisheit. Denn: Die sich so verhalten, sind die wahren „Helden des Lebens", und sie „lachen dem Tod ins Gesicht".

*

Die Kernsätze des Maimonides, wonach die Naturwissenschaften der Metaphysik voranzugehen haben und daß letztlich alle Naturforschung und Heilkunde auch Gottesdienst sei, hat Friedrich Niewöhner auf dem Heidelberger Symposium der Gesellschaft für Wissenschaftsgeschichte (1994 zum Thema: „Religion und Wissenschaft") als „das jüdische Modell" bezeichnet, und er hat es in Verbindung mit dem gebracht, was Albert Einstein „kosmische Religiösität" genannt hat (vgl. Fr. Niewöhner: Naturwissenschaft und Gotteserkenntnis: Das jüdische Modell. In: Berichte zur Wissenschaftsgeschichte 18/1995, 79–84).

Wie ein roter Faden zieht sich dieses Modell durch alle naturwissenschaftlichen wie auch theologischen Schriften und in exemplarischer Weise durch alle Texte der Krankheitslehre des Moses Maimonides. Dem Historiker der Medizin dient ein solches Modell als heuristisches Muster für ein einmaliges Krankheitskonzept, das auch heute noch Beachtung und Bewunderung verdient.

In allen technischen Bereichen mag der Historiker getrost die Fortschritte konstatieren und registrieren, in der sittlichen Lebensordnung und pragmatischen Lebensführung wird der Mensch sich allezeit vor die gleichen Fragen gestellt sehen.

Kein Geringerer als Goethe faßte daraus – in seiner intensiven Auseinandersetzung mit der jüdisch-arabischen Kultur – den resoluten Schluß (am 28. August 1823 an J. S. Grüner): „Neue Erfindungen können und werden geschehen; allein es kann nichts Neues ausgedacht werden, was auf den sittlichen Menschen Bezug hat. Es ist alles schon gedacht, gesagt worden, was wir höchstens unter anderen Formen und Ausdrücken wiedergeben können."

Dies gilt in exemplarischer Weise nun auch für das System des Moses Maimonides, der im Schreiben an seinen Freund bekannt hat:

„Dieses, und was sonst noch Wahres, fruchtreicher Entwicklung Fähiges in diesem Buche sein möge, ist nicht mein Verdienst; es gehört alles der Geschichte. Ich habe nur aufgeschrieben, was ich in ihr fand. Selbst die Liebe zur Wissenschaft ist nicht mein Eigentum. Auch sie ward mir inokuliert von meinem philosophischen Freunde, dem Jünglingsadler, dem Frühgeliebten des Todes – !"

VII. Literatur

Werke

Mischne Tora

- The Book of Knowledge. Ed. M. Hyamson. New York 1974
- Maimonides' Code of Law and Ethics Ed. P. Birnbaum. New York 1944
- Ethical Writings of Maimonides Ed. R. L. Weiss; C. E. Butterworth, New York 1975
- Moses Maimonides: Das Buch der Erkenntnis (Mischne Tora). Hrsg. Eveline Goodman-Thau und Christoph Schulte. In: Jüdische Quellen, Bd 2. Berlin 1994

More Nevuchim

- Maimonides: Dalālat al-ḥā'irīn. Ed. S. Munk. 3 Vls. Paris 1856–1866
- The Guide of the Perplexed. Ed. Shlomo Pines. Chicago London 1974
- Le Guide des Égarés. Ed. Salomon Munk, Paris 1856–1866
- Mose ben Maimon: Führer der Unschlüssigen. Ins Deutsche übertragen und mit erklärenden Anmerkungen versehen von Adolf Weiss. Bde 1–3. Leipzig 1924
- Maimonides' Treatise in the Art of Logic. Ed. I. Efros. New York 1938

Opera Medica

1. Kommentar zu den Aphorismen des Hippokrates (keine Edition)
2. Aphorismi Rabij Moyses secundum doctrinam Galieni. Bologna 1489
3. The Medical Aphorism of Moses Maimonides. Ed. F. Rosner, S. Muntner. New York 1973
4. Regimen Sanitatis oder Diätetik für die Seele und den Körper. Hrsg. S. Muntner. Basel New York 1966
5. Medizinische Responsen (De causis accidentium)
6. Treatise on Asthma. Ed. S. Muntner. Montreal 1963
7. Treatise on Hemorrhoids. Medical Answers (Responsa). Edd. F. Rosner, S. Muntner. Philadelphia Toronto 1969
8. On Sexual Intercourse. Ed. M. Gorlin. New York 1961
9. Treatise on Poisons and their Antidotes. Ed. S. Muntner. Montreal 1966
10. Glossary of Drug Names. Ed. F. Rosner. Philadelphia 1979.

- Tractatus Rabbi Moysi: quem domino et magnifico soldano Babilonie transmissit. In: Consilia Johannís Matthei de Gradi, 1517, f. 97r–102r
- Acht Abschnitte des Rabbi Moses John Maimon, eines im zwölften Jahrhundert lebenden ... Philosophen. Eine theologisch-moralisch-psychologische Abhandlung. Aus dem Arabischen. Braunschweig 1824

Sekundärliteratur

Ackermann H (1983) Die Gesundheitslehre des Maimonides: medizinische, ethische und religionsphilosophische Aspekte. Med Diss Heidelberg

Ackermann H (1986) Moses Maimonides (1135–1204): Ärztliche Tätigkeit und medizinische Schriften. Sudhoffs Arch 70:44–63

Altmann A (1936) Das Verhältnis Maimunis zur jüdischen Mystik. Mschr Gesch u Wiss d Judentums 80. Breslau

Atlas S (1936) The Philosophy of Maimonides and its systematic places in the History of Philosophy. Philosophy 11:60–75

Auszüge aus dem Buche Jad-Haghasakkah, die starke Hand, Handbuch der Religion. Nach dem Thalmud zusammengestellt von Rabbi Mosche-ben-Maimon, gen. Moses Maimonides (1850). St. Petersburg

Bacher W (1834) Die Bibelexegese Moses Maimunis. Prag

Bacher W, Braun M, Simonsen S (Hrsg) (1908/1914) Moses ben Maimon. Sein Leben, seine Werke und sein Einfluß. 2 Bde. Leipzig

Bamberger F (1935) Das System des Maimonides. Eine Analyse des More Newuchim vom Gottesbegriff aus. Berlin

Baer F (1981) Historia de los judíos en España cristiana. 2 vls. Madrid

Bar-Sela A, Hebbel EH (1963) Maimonides' Interpretation on the first Aphorism of Hippocrates. Bull Hist Med 37:347–354

Baron SW (ed) (1968) Essays on Maimonides. An Octocentennial Volume (1941). New York

Baruch JZ (1982) Maimonides as a Physician. Gesnerus 39:347–357

Beer P (1834) Leben und Wirken des Rabbi Moses Ben Maimon. Prag

Benisch A (1847) Two Lectures on the life and writings of Maimonides. London

Blockstein WL (1954) Moses Maimonides. A review of his life and contributions to medicine. Americ J Pharm 126:238–244

Bokser BZ (1962) The Legacy of Maimonides. New York

Boneth B (1911) Die Makrobiotik des Maimonides. Fortschr d Medizin 19:153–157

Bragman LJ (1925) Maimonides on "Physical Hygiene". Ann Med Hist 7:140–143

Bratton FG (1967) Maimonides. Medieval Modernist. Boston

Brunner P (1928) Probleme der Teleologie bei Maimonides, Thomas von Aquin und Spinoza. Heidelberg

Buijs JA (ed) (1988) Maimonides: a collection of critical essays. Notre Dame

Cohen A (1927) The Teachings of Maimonides. London

Cohen H (1908/1914) Charakteristik der Ethik Maimunis. In: Bacher W u.a. (Hrsg) Moses ben Maimon. Leipzig

Cohen H (1927) Die Religion der Vernunft aus den Quellen des Judentums. Berlin

Davidson H (1987) The middle way in Maimonides' ethics. Americ Acad Jewish Research 54:31–72

Diesendruck Z (1972) Maimonides' Lehre von der Prophetie. Jewish Studies in memory of Israel Abrahams, S 74–134. New York,
Distel T (1902) Gebet eines jüdischen Arztes im 12. Jahrhundert. Dtsch med Wschr 28:580
Elbogen, Ismar (1935) Das Leben des Rabbi Mosche ben Maimon. Aus seinen Briefen und anderen Quellen. Berlin
Eppenstein S (1914) Moses ben Maimon. Ein Lebens- und Charakterbild. In: Moses Ben Maimon, Bd II, S 1–103. Leipzig
Epstein I (ed) (1936) Moses Maimonides (1135–1204). London
Fernandez F (1936) La medicina araba en España. Barcelona
Festschrift zur 800. Wiederkehr des Geburtstages von Moses ben Maimon (1935). Breslau
Fisch H (1953) From Moses to Moses: an essay on assimilation, good and bad. Judaism 2: 345–352
Fischer I (1935) Der Arzt Maimonides, einer der größten Philosophen aller Zeiten. Wiener med Wschr 85:394; 419–422
Franck I (1955) Maimonides' philosophy today. Judaism 4:99–109
Friedenwald H (1935) Moses Maimonides the Physician. Bull Hist Med 3:555–584
Friedenwald H (1944) Moses Maimonides the Physician. In: The Jews and Medicine, Vol I, p 193–216. Baltimore
Gentius G (1680) Canones ethici, minus idoneo, attrahendae ad se medicorum attentioni. Amsterdam
Geiger A (1850) Moses ben Maimun. Breslau
Gershenfeld L (1935) Moses Maimonides. Medical Life 42:1–34
Gershenfeld L (1935) The medical works of Maimonides and his Treatise on personal hygiene and dietetics. Americ J Pharm 107:14–28
Gilson E (1941) Hommate to Maimonides. In: Baron SW (ed) Essays on Maimonides, p 19–35. New York
Glatzer NN (1935) Rabbi Mosche ben Maimon. Ein systematischer Querschnitt durch sein Werk. Berlin
Glatzer NN (1941) Maimonides saids. An Anthology. New York
Glatzer NN (Hrsg) (1966) Moses Maimonides. Ein Querschnitt durch das Werk des Rabbi Mosche ben Maimon. Köln
Goitein SDF (1959) Maimonides as chief justice: the newly edited Arabic original of Maimonides' Responsa. Jewish Quaterly Reviwer 49:191–204
Goitein SDF (1980) Moses Maimonides, Man in Action. In: Nahon G, Touati C (eds) Hommage à Georges Vajda, p 155. Louvain
Goldberg D (1935) Maimonides' Kritik einer Glaubenslehre. Wien
Goodman LE (1992) Maimonidean naturalism. In: Goodman L (ed) Neoplatonism and Jewsih thought, p 157–194
Gordon HL (1958) Moses ben Maimon, The Preservation of Youth. Essays on Health (Tadbir aṣ-ṣiḥḥa). New York
Gorlin M (ed) Maimonides. On Sexual intercourse (fi'l-jima). In: Medical Historical Studies of Medieval Jewish Medical Works, Vol 1 (1961). Brooklyn New York
Gottheil R (1941) A Responsum of Maimonides. In: Baron SW (ed) Essays on Maimonides, p 123–125. New York
Grossberger H (1931) Regimen sanitatis des Maimonides für den Sultan El Malik Al-Afdal. Faksimile der Ausgabe Florenz (ca. 1480). Heidelberg
Guttmann Ja (1908) Der Einfluß der maimonidischen Philosophie auf das christliche Abendland. In: Moses ben Maimon, Bd I. Leipzig

Guttmann Ja (Hrsg) (1908/1914) Moses ben Maimon. Sein Leben, seine Werke und sein Einfluß, 2 Bde. Leipzig

Guttmann Ju (1933) Die Philosophie des Judentums. Neudruck (1985) Wiesbaden

Hartmann D (1976) Maimonides. Torah and Philosophic Quest. Philadelphia

Harvey WZ (1980) The return of Maimonideanism. Jewish Social Studies 42:249–268

Herst RE (1973) Maimonides as a Physician. Judaism 22:84–91

Heschel A (1935) Maimonides: Eine Biographie. Neudruck (1955) Berlin

Hill J (1963) The Wisdom of Moses Maimonides. Mount Vernon, NY

Hoffmann E (1937) Die Liebe zu Gott bei Maimonides. Phil Diss. Breslau

Hoops E-H (1967) Die sexologischen Kapitel im Canon Medicinae des Avicenna, verglichen mit der Schrift De coitu des Maimonides. Aesthetische Medizin 16:305–308

Imbach R (1990) Ut ait moyses. Maimonidische Philosopheme bei Thomas von Aquin und Meister Eckehart. Collectanea Franciscana 60:99–115

Joël M (1862) Die Religionsphilosophie des Moses ben Maimon. In: Beiträge zur Geschichte der Philosophie. Breslau

Joël M (1863) Das Verhältnis Albert des Großen zu Moses Maimonides. Breslau

Jonas H (1979) Das Prinzip Verantwortung. Versuch einer Ethik für die technologische Zivilisation. Frankfurt

Jonas H (1988) Materie, Geist und Schöpfung. Kosmologischer Befund und kosmogonische Vermutung. Frankfurt

Kaufmann D (1908) Der „Führer“ Maimunis in der Weltliteratur. In: Ges. Schriften Bd II. Frankfurt

Kirschbaum LS (ed) (1822) Maimonidis, medici, qui seculo florebat XII, specimen diaeteticum. Berolini

Klein-Franke F (1970) Der hippokratische und der maimonidische Arzt. In: Freiburger Zschr Philos Theol 17:442–449

Klein-Franke F (1980) Die klassische Antike in der Tradition des Islam. Darmstadt

Klein-Franke F (1982) Vorlesungen über die Medizin im Islam. Sudhoffs Archiv, Beiheft 23. Wiesbaden

Kluxen W (1955) Maimonides und die Hochscholastik. Philos Jb 63:151–165

Kluxen W (1966) Die Geschichte des Maimonides im lateinischen Abendland als Beispiel einer christlich-jüdischen Bewegung. In: Miscellanea Mediaevalia, Bd 4, S 146–166. Berlin

Kluxen W (Hrsg) Rabbi Moyses (Maimonides): Liber de uno Deo benedicto. l.c. 167–182

Kroner H (1906) Beitrag zur Medicin des XII. Jahrhunderts. Oberdorf-Bopfingen

Kroner H (1911) Die Hämorrhoiden in der Medicin des XII. und XIII. Jahrhunderts. Janus 16: 441–456; 644–718

Kroner H (1912) Arzt und Patient in der Medizin des Maimonides. In: Ost und West 12:745–750

Kroner H (1916) Eine medicinische Maimonides-Handschrift aus Granada. Ein Beitrag zur Stilistik des Maimonides und zur Charakteristik der hebräischen Übersetzungsliteratur. Janus 21:203–247

Kroner H (1914) Die Seelenhygiene des Maimonides. Auszug aus dem III. Kapitel des diätetischen Sendschreibens des Maimonides an den Sultan Al Malik Alafdhal (ca. 1198). Stuttgart

Kroner H (1914) Der Mediciner Maimonides im Kampf mit den Theologen. Oberdorf-Bopfingen

Kroner H (Hrsg) Fī Tadbīr as-Ṣiḥḥat. Gesundheitsanleitung des Maimonides für den Sultan al-Malik al-Afḍal. Janus (1923) 27:101–116; Janus (1924) 28:61–74; 143–152; 199–217; 455–472; Janus (1925) 29:235–258
Kroner H (1925) Gesundheitsanleitung des Maimonides für den Sultan Al-Malik al-Afdal. Leiden
Kroner H (1928) Die Sexualhygiene in der Medizin des Maimonides. Mschr f Harn-Krankheiten u sexuelle Hygiene 2:133–137
Kroner H (1928) Der medicinische Schwanengesang des Maimonides (Fī bajān al-a'rāḍ = Über die Erklärung der Zufälle). Zum ersten Male im Urtext auf Grund dreier Handschriften herausgegeben, ins Deutsche übertragen und kritisch erläutert. Janus 32: 12–16
Lamm N (1965) Man's position in the universe: a comparative study of the views of Saadia Gaon and Maimonides. Jewish Quaterly Review 55:208–234
Leibowitz JO (1957) Maimonides on Medical Practice. Bull Hist Med 31:309–317
Leibowitz JO (1969) A Responsum of Maimonides concerning the termination on life. Koroth 5:1–6
Leibowitz JO (1976) The Man and his Work. Different Kinds of Wisdom. Ariel 40:73–88
Leibowitz JO (1976) Maimonides in the History of Medicine. Ariel 41:37–52
Le Porrier H (1977) Der Arzt aus Cordoba. Roman. Übers. Rudolf von Jouanne, Wien Hamburg
Lévy L-G (1932) Maïmonide. Paris
Martini U de (1960) Maimonide. Segreto dei Segreti. Roma
Melber J (1968) The Universality of Maimonides. New York
Meyerhof M (1940) Un glossaire de matière medicale de Maimonide. Le Caire
Meyerhof M (1941) the Medical Work of Maimonides. In: Baron SW (ed) Essays of Maimonides, p 265–299. New York
Mendelson W (1923) Maimonides, a Twelfth Century Physician. Ann Med Hist 5:250–262
Minkin JS (1957) The world of Moses Maimonides with selections from his writings. New York London
Mittwoch E (1927) Ibn Maimūn. In: Encyclopaedia of Islam II:400–401
Moritz KP (Hrsg) (1793) Salomon Maimon's Lebensgeschichte. 2 Bde. Berlin
Münz I (1895) Maimonides als medizinische Autorität. Trier
Münz I (1912) Moses ben Maimon (Maimonides), sein Leben und seine Werke. Frankfurt
Muntner S (1962) Maimonides (1135–1204) als wissenschaftlicher Erneuerer der Medizin. Med Klinik:2072–2076
Muntner S (1964) Die Psychologie des Maimonides. Med Klinik 59:1482–1485
Muntner S (1966) Maimonides. Regimen Sanitatis oder Diätetik für die Seele und den Körper. Basel New York
Muntner S (1966) Aus der ärztlichen Geisteswerkstätte des Maimonides. In: Miscellanea Mediaevalia, Bd 4, S 128–145. Berlin
Neuburger M (1926) Die Lehre von der Heilkraft der Natur im Wandel der Zeiten. Stuttgart
Niewöhner F (1972) Das Verhältnis von Naturphilosophie und Ethik im More Nebuchim des Maimonides. Neue Zschr system Theol u Religionsphilosophie 3:336–358
Niewöhner F (1988) Maimonides. Aufklärung und Toleranz im Mittelalter. Heidelberg
Ormsby EL (ed) (1989) Moses Maimonides and this Time. Washington
Pagel J (1908) Maimuni als medizinischer Schriftsteller. In: Schriften, hg. von der Gesellschaft zur Förderung der Wissenschaft des Judentums. Bd 1: Moses ben Maimon, S 231–247. Leipzig

Ratner M (1915) Maimonides als hygienischer Schriftsteller. Hyg Rundschau 25:669–774
Robinson I et al. (eds) (1990) The thought of Moses Maimonides: philosophical and legal studies. Montreal
Rohner A (1913) Das Schöpfungsproblem bei Maimonides, Albertus Magnus und Thomas von Aquin. Münster
Rosenberg S, Manekin CH (1988) Philosophical observations on Maimonides' critique of Galen. Karoth 9:246–254
Rosenthal F (1966) "Life is short, the art is long": Arabic commentaries of the first Hippocratic Aphorism. Bull Hist Med 40:226–245
Rosenthal GS (1969) Maimonides, his wisdom for our time. New York
Rosin D (1876) Die Ethik des Maimonides. In: Jahresbericht des jüdisch-theologischen Seminars „Fraenckel'scher Stiftung". Breslau
Rosner F (1965) Moses Maimonides (1135–1204). Annals of Internal Medicine 62:372–375
Rosner F (1967) The Physician's Prayer attributed to Moses Maimonides. Bull Hist Med 41:440–454
Rosner F (1969) Maimonides the Physician: A Bibliography. Bull Hist Med 43:221–235
Rosner F (1974) Sex Ethics in the Writings of Moses Maimonides. New York
Rosner F (1976) The Introduction of Maimonides to his „Commentary on the Aphorism of Hippocrates". Clio Medica 11:59–64
Roth L (1924) Spinoza, Descartes and Maimonides. Oxford
Roth N (1986) Maimonides: Essays and Texts. Madison, Wisc.
Samuelson NM (1991) Maimonides' doctrine of creation. Harvard Theological Review 84: 249–271
Schacht J, Meyerhof M (1939) Maimonides Against Galen on Philosophy and Cosmology. Bulletin of the Faculty of Artes 5:1. Cairo
Scheyer M (1857) Das psychologische System Maimunis. Frankfurt
Schipperges H (1978) Lebensweisheit und Lebensordnung bei Maimonides. Die Heilkunst 91:403–409
Schubert K (1968) Die Bedeutung des Maimonides für die Hochscholastik. Kairos 10:2–18
Schubert K (1969) Das Judentum in der Welt des mittelalterlichen Islam. Kairos 11:105–121
Sérouya H (1951) Maimonide, sa vie, son oeuvre avec un exposé de sa philosophie. Paris
Simon H (1986) Leben und Tod in der Sicht des Maimonides. Kairos 28:208–220
Silver DJ (1965) Maimonidean Criticism and the Maimonidean Controversy, p 1180–1240. Leiden
Steinschneider M (1845) Die medizinischen Schriften des Maimonides. Österreichische Blätter für Literatur und Kunst, S 89-455
Steinschneider M (1852/1860) Moses Maimonides. In: Catalogus Librorum Hebraeorum in Bibliotheca Bodleiana. Berlin
Steinschneider M (1859) Gifte und ihre Heilung, eine Abhandlung des Moses Maimonides, auf Befehl des aegyptischen Wezirs (1198) verfaßt, nach einer unedierten hebräischen Uebersetzung bearbeitet. Arch path Anat 57:62–120
Steinschneider M (1864) Kaiser Friedrich II. über Maimonides. In: Hebräische Bibliographie, Bd 7, S 62; 136. Berlin
Steinschneider M (1893) Die hebraeischen Uebersetzungen des Mittelalters. Berlin
Steinschneider M (1894) Die Vorrede des Maimonides zu seinem Commentar über die Aphorismen des Hippokrates, zum größten Theil im arabischen Original, vollständig in zwei hebräischen Uebersetzungen nebst einer deutschen Uebersetzung. Zschr Morgenl Ges 48:218-234

Steinschneider M (1902) Die arabische Literatur der Juden. Ein Beitrag zur Literaturgeschichte der Araber. Frankfurt
Stemberger G (1986) Maimonides als Mischna-Ausleger. Kairos 28:196–208
Stemberger G (1991) Die Juden. Ein historisches Lesebuch. München
Stemberger G (1992) Einführung in Talmud und Midrasch. München
Stemberger G (1995) Jüdische Religion. München
Stitskin LD (ed) (1977) Letters of Maimonides. New York
Strauss L (1935) Philosophie und Gesetz. Beiträge zum Verständnis Maimunis und seiner Vorläufer. Berlin
Strauss L (1941) The literary character of the Guide for the Perplexed. In: Baron SW (ed) Essays on Maimonides, p 37–91. New York
Strousma S (1991) Al-Farabi and Maimonides on the christian philosophical tradition: a Re-evaluation. The Islam 68:263–287
Twersky I (1972) A Maimonides Reader. New York
Twersky I (1979) Studies in Medieval Jewish History and Literature. Cambridge/Mass.
Twersky I (1980) Introduction to the Code of Maimonides (Mishneh Torah). New Haven London
Wechsler I (1936) Maimonides the Physician. The Menorah Journal
Weil G (1953) Maimonides. Über die Lebensdauer. Ein unediertes Responsum. Basel New York
Weyl H (Hrsg) (1956) Maimonides. Ein Gedenkbuch. Buenos Aires
Weiss A (1923/1924) Mose ben Maimon. Führer der Unschlüssigen. Ins Deutsche übetragen. 3 Bde. Leipzig
Weiss RL, Butterworth CE (eds) (1975) Ethical Writings of Maimonides. New York
Weiss RL (1993) Maimonides' Ethics: The Encounter of Philosophy and Religious Morality. Theolog Studies 54:224–387
Wilensky ML (1990) Health conduct in intercourse taken from Rabbi Moshe Maimon. Proc Americ Acad Jew Res 56:101–113
Winternitz D (1843) Das diätetische Sendschreiben des Maimonides (Rambam) an den Sultan Saladin. Wien
Wohlmann A (1988) Thomas d'Aquin et Maimonide. Un dialogue exemplaire. Paris
Yellin D, Abrahams I (1972) Maimonides. His Life and Works. 3 ed. New York
Zeitlin S (1955) Maimonides. A Biography. New York

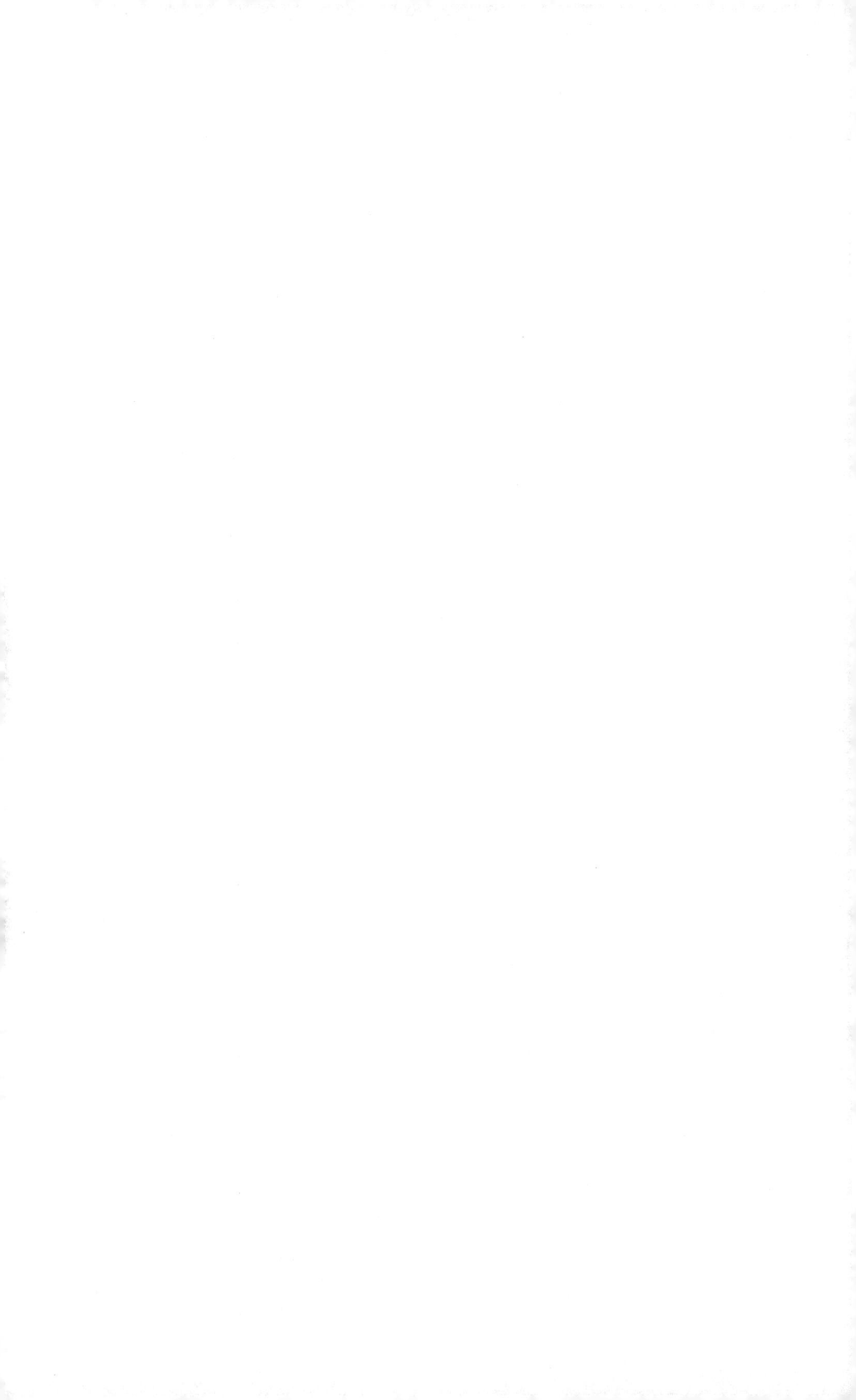